新 要点チェック

# 歯科技工士国家試験対策

### 新出題基準準拠

**5**

# 歯冠修復技工学

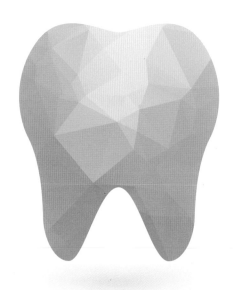

医歯薬出版株式会社

# 序

　2015年までの歯科技工士国家試験は厚生労働省から各都道府県に事務委託され，都道府県単位で実施されていたが，歯科技工士法の一部改正により，2016年から全国統一国家試験となりました．それまでの経緯を思い返してみると，歯科技工関係者にとって非常に感慨深いものだと思います．関係者各位のご尽力に，改めて深甚なる感謝の意を表します．

　これから国家試験を受験される方にとっては，「全国統一」歯科技工士国家試験は当たり前のことのように感じられるかもしれませんが，そこに達するまでに長い時間を必要としたことを忘れてはなりません．

　さらに，2019年からは教育の大綱化が行われ，またこれまでの時間制から単位制に移行しました．これによって，各学校において学校独自のカリキュラムが導入されています．

　本書は，2020年度の歯科技工士国家試験から適用される新出題基準に対応できるように，1986年からの「注解歯科技工士国家試験問題集（第1版〜第4版）」，1999年からの「新編　注解歯科技工士国家試験問題集（第1版〜第2版）」，2012年からの「新　注解歯科技工士国家試験問題集」，そして2016年からの「要点チェック」シリーズの内容を一新して刊行するものです．これまでのシリーズの優れた点を継承し，さらに改善を加えて，国家試験対策はもちろん，日々の学習においても知識の整理ができるように配慮を施しました．また，付録の赤シートで文字を隠せるようにすることで，より効率的な学習が可能となるようにしました．

　今後も時代に合った内容の見直しや改訂を行い，少しでも本書が学生や国家試験受験生の役に立つことを期待してやみません．

2020年4月

関西北陸地区歯科技工士学校連絡協議会

会長　作田　　守

科目担当編集委員　大島　将司

小野　大介，下郡　俊映

首藤　崇裕，錦織　　良

前田　　農，山本　高徳

## 1.「知識の整理と重要事項」の利用の仕方

　本問題集は歯科技工士国家試験対策を効率よく行えるよう,「2019年版　歯科技工士国家試験出題基準」に基づき全体の構成を考えてある. 基本的に, 各章のタイトルは出題基準の大項目, 大見出し（例：　**A** 基準平面 ）は出題基準の中項目, 中見出し（例：**1. 咬合平面**）は出題基準の小項目に対応している. したがって, 本問題集に取り組むことで, 国家試験の出題範囲をひととおりマスターすることができる.

　文章中, 図表中の重要な語句については, 付属の赤シートをかぶせることで消えるような色になっている. 重要事項の確認に活用いただきたい.

## 2.「一問一答」の利用の仕方

　問題文中の重要語句と解答は赤シートで消える色とした. ページの左側と右側のそれぞれを赤シートで隠すことで, 両方向から問題に取り組むことをおすすめする.

　（例）　問　外力を取り去っても, 永久ひずみが残る性質は　　答　塑性

（解答を隠した場合）

　外力を取り去っても, 永久ひずみが残る性質は　→　（　？　）

（問題文を隠した場合）

　塑性とは　→　外力を取り去っても,（　？　）が残る性質

## 3. チェック項目リスト（索引）の活用

　重要項目については巻末のチェック項目リストで自己点検ができるようチェック欄（□）を設けた. 試験直前の重要項目の再点検に活用してほしい.

# 目 次

# 第 1 章

# 歯冠修復技工学の概要

## 📖 知識の整理と重要事項

### A 歯冠修復技工学の意義と目的

歯冠修復技工学では，単独の歯の歯冠部が崩壊した患者の，歯冠修復物，冠（クラウン）や，少数歯が欠損した部位の隣接歯を支えにして橋を架けたような構造の架橋義歯（ブリッジ，固定性補綴装置）などの製作に関する知識と技術について学ぶ．

#### 1. 意 義

① 口腔内で直接製作することが困難である歯冠修復物，固定性補綴装置などを，歯科技工所において製作することができる．

② 記録された印象，咬合，色調などをもとに，適切な形態，機能，外観をもつ修復物と装置を提供することができる．

③ 顎口腔系の健康の回復，保持，増進を目的とした修復物と装置を提供できる．

### B 臨床的価値

修復物によって失われた歯および歯列の形態が回復することにより，摂食，咀嚼，発音，発声，嚥下などの機能が回復し，また外観不良，審美障害の状態から自然観をもつ外観となり，見た目の美しさ，審美性の回復につながる．

また，受診者が適切に口腔衛生の管理が行えるように，技工装置の設計や歯冠部の形態に配慮する必要がある．

# 一問一答

## A 歯冠修復技工学の意義と目的

問 **1** 歯・口腔の機能とは

答 **1** ①摂食
②咀嚼
③発音
④発声
⑤嚥下

問 **2** 歯冠修復により回復・改善すべきものは

答 **2** ①顎口腔系の機能
②顎口腔系の審美性
③口腔衛生の管理

問 **3** 歯冠修復技工学で学ぶのは

答 **3** 歯冠修復物, 冠(クラウン), 架橋義歯(ブリッジ, 固定性補綴装置)などの製作に関する知識と技術

## B 臨床的価値

問 **4** 口腔衛生の管理のための配慮とは

答 **4** クラウンなどの設計・製作にあたり, 口腔清掃が容易な形態となるように配慮すること

解説 歯冠部の豊隆(カントゥア), 歯頸部付近の立ち上がりの形態(エマージェンスプロファイル)など, 各部位の形態を適切に回復する必要がある.

# 第 2 章

# クラウンの概要と種類

## 知識の整理と重要事項

### A クラウンの概要

歯の歯冠部を補綴する修復物をクラウン（restoration, crown）という．

クラウンによる補綴治療では，多くの場合に齲蝕などの硬組織疾患に対し，はじめに歯科医師が「形成（preparation）」とよばれる歯の部分的な切削を行う．

### 1. クラウンの種類

クラウンの形態はそれぞれの部位を修復する際の便宜的形態に左右される．クラウンの分類を表2-1に示す．これらのクラウンは，何によって保持力を得ているかをもとに，以下のように分類できる．

　① 窩洞形態で保持されるもの：インレー，アンレー

　② 外側性に軸壁で保持されるもの：クラウン

　③ 根管で保持されるもの：ポストクラウン（継続歯）

クラウンの種類のなかには，時代の変化によって用いられなくなったものもあるということに注意する．

インレーは歯冠修復物に分類され，咬頭頂を被覆しない．アンレーは部分被覆冠に分類され，咬頭頂を被覆する．

接着ブリッジの支台装置は，ブリッジの支台装置としてのみ用いられる部分被覆冠である．詳細は教本「歯冠修復技工学」p.14，161〜164を参照．

表2-1　クラウンの分類

| 分　類 | 種　類 |
|---|---|
| 歯冠修復物と部分被覆冠 | インレー<br>アンレー<br>ラミネートベニア<br>ピンレッジ<br>3/4クラウン<br>4/5クラウン<br>7/8クラウン<br>プロキシマルハーフクラウン<br>接着ブリッジの支台装置 |
| 全部被覆冠 | 全部金属冠<br>前装冠（レジン前装冠，陶材焼付金属冠）<br>ジャケットクラウン（硬質レジンジャケットクラウン，ポーセレンジャケットクラウン，オールセラミッククラウン，CAD/CAM冠） |
| ポストクラウン（継続歯） | |

## B 歯冠修復物と部分被覆冠

### 1. 概　要

　歯冠の部分的欠損に対し，支台歯形成や窩洞形成を行い，部分被覆によって歯冠形態を回復する．

歯冠修復物と部分被覆冠の詳細については，6章を参照.

### 2. 特徴と用途

#### 1）特　徴

　部分被覆冠には以下のような長所がある．
① 形態の再現が容易である．
② マージン（辺縁）が明瞭である．
③ 歯質の削除量が少ない（有髄歯として被覆する）．
④ ブリッジの支台装置として用いることができる．

#### 2）用　途

　以下の条件を満たす場合に適応される．
① 咬合関係に著しい異常がない．
② 審美性に関係する歯面に齲蝕がない．
③ 口腔清掃が十分で，齲蝕の再発のおそれが少ない．

## C 全部被覆冠

### 1. 概　要

　歯冠の全面を被覆する．金属，レジン，陶材，ジルコニアなどの人工材料を用いて歯冠全体の形態や機能（咀嚼，発音など）や審美性を回復するもので，全部金属冠，前装冠，ジャケットクラウンなどがある．

全部被覆冠の詳細については，7章を参照.

### 2. 特徴と用途

#### 1）特　徴

　歯の全周にわたって切削がなされ，歯冠の全部が人工的な材料によって被覆される．
　歯肉縁下約0.5 mm付近に形成されるフィニッシュラインは単調で，部分被覆冠のように複雑ではないので，適合性がよく二次齲蝕発生のおそれも少ない．

#### 2）用　途

　① 全部金属冠：単独の補綴装置やブリッジの支台装置として多く用いられる．審美性に劣るため，外観に触れる部位への使用は避ける．

② **前装冠**：主に外観に触れる前歯部・小臼歯部と，大臼歯部の一部に用いられる．単冠，ブリッジの支台装置，ポンティックのほか，インプラント上部構造やテレスコープ義歯の外冠などにも用いる．

③ **ジャケットクラウン**：主として前歯部や小臼歯部の比較的強度を必要としない部位に用いる．使用材料により，単冠やブリッジの支台装置にも応用できるなど，適応用途が異なる．

## D ポストクラウン

ポストクラウンは継続歯（歯冠継続歯）ともよばれる．

歯冠の歯質欠損が大きい場合，歯根に維持を求めて歯冠全体を回復する修復物をいう．主に前歯部に適用されるが，現在ではほとんど用いられない．

# 一問一答

## A クラウンの概要

**問1** クラウンとは

**答1** 歯冠部の欠損を補綴する修復物の総称

**問2** クラウンの目的は

**答2** 歯の形態，機能，審美性の回復

**問3** クラウンの分類は

**答3** ①部分被覆冠
②全部被覆冠
③ポストクラウン（継続歯）

**問4** クラウンの分類で，窩洞形態で保持されるものは

**答4** インレー，アンレー

**問5** クラウンの分類で，外側性の軸壁で保持されるものは

**答5** クラウン

**問6** クラウンの分類で，根管で保持されるものは

**答6** ポストクラウン（継続歯）

**問7** メタルフリーなクラウンの種類は

**答7** ①インレー・アンレー（コンポジットレジン，ポーセレン）
②ラミネートベニア
③ジャケットクラウン（硬質レジンジャケットクラウン，ポーセレンジャケットクラウン，オールセラミッククラウン）

## B 歯冠修復物と部分被覆冠

**問8** 部分被覆冠の種類は

**答8** ①アンレー
②3/4クラウン
③4/5クラウン
④7/8クラウン
⑤プロキシマルハーフクラウン
⑥ピンレッジ
⑦ラミネートベニア

問 **9** 部分被覆冠の利点は

答 **9** ①歯質の削除量が少なく，辺縁が明瞭である
②形態回復が容易である

## C 全部被覆冠

問 **10** 全部被覆冠の種類は

答 **10** ①全部金属冠
②前装冠（レジン前装冠，陶材焼付金属冠）
③ジャケットクラウン（硬質レジンジャケットクラウン，ポーセレンジャケットクラウン，オールセラミッククラウン）

問 **11** 全部被覆冠の特徴は

答 **11** 金属，レジン，陶材などの人工材料を用いて歯冠全体の形態，機能，審美性を回復する．有髄歯にも無髄歯にも適応される

## D ポストクラウン

問 **12** ポストクラウン（継続歯）とは

答 **12** ポスト部とクラウンが一体となった修復物．歯冠の歯質欠損が大きい場合に，歯根に維持を求めて歯冠全体を回復する

解説 現在は支台築造を行ってからその上にクラウンを装着することが一般的であり，ポストクラウンはほとんど使用されない．ポストクラウンと比較した支台築造の利点はp.39を参照．

問 **13** ポストクラウンが主に適用される部位は

答 **13** 前歯部

# 第3章 ブリッジの概要と種類

## 📖 知識の整理と重要事項

## A ブリッジの概要

　歯列のなかで少数歯（1～2歯）欠損が生じた場合，放置しておくと咀嚼能率の低下だけでなく，隣在歯の欠損側への移動や対合歯の挺出を引き起こし，咬合関係や歯周組織にも悪影響を与える（図3-1）．このような場合は欠損部を補綴する必要があり，天然歯に似た形態の人工歯を用いた補綴装置によって形態・機能・審美性を回復する．

　ブリッジでは，欠損部に隣接する歯（支台歯）に対して支台装置が装着される．欠損部を回復する人工歯をポンティックといい，支台装置とポンティックは連結部によって一体となる．咬合圧の支持様式は，支台装置とポンティックに加わる咬合力が支台歯に伝わり，支台歯の歯根によって負担される（歯根膜負担，図3-2）．

　ブリッジは連結法の違いにより，固定性ブリッジ，半固定性（可動性）ブリッジ，可撤性ブリッジに分類される．また，使用される材料により全

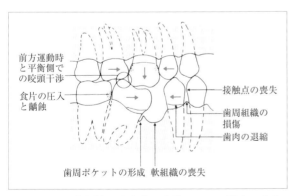

**図3-1　下顎右側第一大臼歯の喪失による口腔内の変化**
歯の維持は，顎口腔系の形態と機能の維持に重要である
（Roberts, D. H. : Fixed bridge prostheses. John Wright & Sons, Bristol, 1997, 8.）

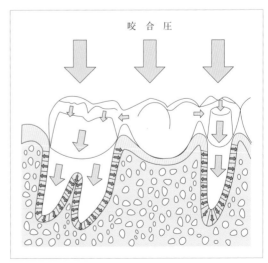

**図3-2　歯根膜負担の模式図**
ブリッジに加わった咬合力は，支台歯の歯根膜を介して歯槽骨に伝達される．

部金属ブリッジ，レジン前装ブリッジ，陶材焼付金属ブリッジ，オールセラミックブリッジに分類される．

またポンティックには，審美性や清掃性などを考慮したさまざまな基底面形態がある．これらは生物学的要件，構造力学的要件，審美的要件などを考慮して決定され，口腔内で長期的に機能するためには，支台装置，ポンティック，連結装置の設計が重要になる．

ポンティックの種類やブリッジの製作法については8章を参照．

## B ブリッジの特徴

部分床義歯と比較した場合のブリッジの利点と欠点を以下に挙げる．

### 1) ブリッジの利点

① 形態が天然歯に近く，装着後の動揺が少ないため，装着感がよい．
② 歯根膜負担であるため，天然歯に近い食感が得られる（かみしめ感がある）．
③ 咬合接触を確実に付与できるため，咀嚼能率がよい．
④ 発音，発声に対する障害が少ない．
⑤ 審美的に優れる装置が多い．

### 2) ブリッジの欠点

① 支台装置を装着するために支台歯形成を行う必要がある．
② 欠損歯数や部位によって支台歯の負担能力が異なるため，適応範囲が制限される．
③ 大型の装置は技工作業が複雑になる．
④ 装着後は修理・修正が困難であることが多い．
⑤ 装着後の管理や清掃に習熟を要する．

セメント合着される固定性または半固定性（可動性）ブリッジでは，支台装置を破壊して撤去する必要がある．また，可撤性ブリッジでは複雑なアタッチメントの修理が困難となる．

## C ブリッジの構成要素 (図3-3)

### 1. 支台装置

ブリッジを維持するために支台歯に装着される部分をいう．

通常は金属を用いて製作される．ジャケットクラウン，ラミネートベニア，セラミックインレーのように金属を使用しない歯冠修復物は，原則として支台装置には用いられない．ただしジルコニアなどの一部の高強度セラミックスは使用できる．

▶支台歯
ブリッジを維持する歯を支台歯という．ブリッジの構成要素には含まれない．

### 2. ポンティック

歯が欠損した部分を補うための人工歯で，支台装置と連結される．

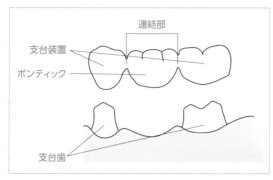

図3-3　ブリッジの構成要素と名称

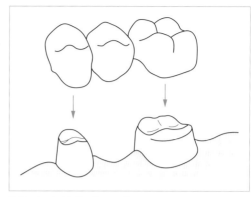

図3-4　固定性ブリッジ

## 3. 連結部

　　支台装置とポンティックを連結する部分をいい，ポンティックに加わる咬合力を支台装置に伝える役割をもつ．

## D　ブリッジの種類

## 1. 固定性ブリッジ

　　支台装置とポンティックの連結部がろう付けまたはワンピースキャスト（一塊鋳造）により連結固定され，支台装置が支台歯にセメントで合着されたものをいう（図3-4）．通常，2歯以上の支台歯に対して合着されるため，支台歯間の平行性を確保する必要がある．

　　臨床では最も一般的に応用され，強度に優れ，口腔内装着後の破損が少なく，咬合圧を装置全体に分散できる．

　　近年ではCAD/CAMにより，金属やコンポジットレジン，セラミックのブロックから一塊として製作することも可能である．

### 1）固定性ブリッジの長所

① 支台装置はセメントで合着されるので，維持力が大きい．

② 咀嚼能率がよい．

③ ほかの形式のブリッジに比べ技工操作が簡単である．

④ 口腔内装着後の破損が少ない．

### 2）固定性ブリッジの短所

① 固定性であるため清掃しにくい（二次齲蝕，歯肉炎の発症）．

② 支台歯の生理的動揺を阻害する．

③ 支台歯が負担過重になりやすい．

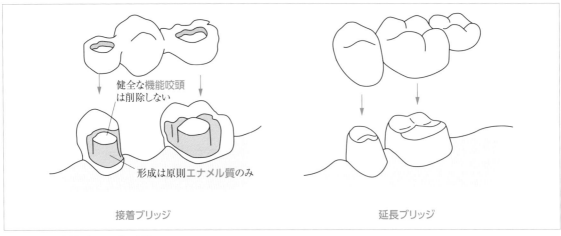

健全な機能咬頭
は削除しない

形成は原則エナメル質のみ

接着ブリッジ

延長ブリッジ

図3-5　固定性ブリッジの種類

### 3）固定性ブリッジの種類

特殊な固定性ブリッジとして，以下のような種類がある（図3-5）.

#### （1）接着ブリッジ

1〜2歯程度の欠損において，支台歯の歯質削除量を可能な限り少なくするために設計されるもので，接着材によって装着するブリッジである.

#### （2）延長ブリッジ

ポンティックのどちらか1側のみが支台装置と連結されているブリッジである.

## 2．半固定性（可動性）ブリッジ

支台装置とポンティックの連結部のうち，一方が可動性，もう一方が固定性に連結されたブリッジである．支台装置は支台歯に合着され，可動部にはキーアンドキーウェイなどの可動性の連結装置が用いられる（図3-6）.

支台歯間の平行性がとれなくてもブリッジの装着が可能となり，歯質の削除量を少なくできる.

[半固定性（可動性）ブリッジの適応症]

① 各支台歯の平行性が異なる場合

② 一方の支台歯の負担を軽減したい場合

③ 補助的に支台歯と連結する場合

④ スパンの長いブリッジで連結を途中で区切りたい場合

### 1）半固定性（可動性）ブリッジの長所

① 両支台歯の生理的動揺を妨げることが少ない.

② 両支台歯の平行性がない場合でも製作が可能である.

固定性ブリッジも半固定性（可動性）ブリッジもセメント合着されるため，自浄性，清掃性，修理の点では同じである.

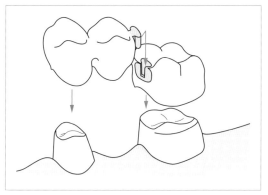

図3-6 半固定性（可動性）ブリッジ（可動性の連
結装置はキーアンドキーウェイ）

③ 支台歯の削除量が少なくて済む.

④ 分割してセメント合着できるので，装着時のトラブルが少ない.

### 2）半固定性（可動性）ブリッジの短所

　　固定性に連結された側の支台歯は緩圧されるが，他方の支台歯には咬合
圧が多く加わりやすい.

## 3. 可撤性ブリッジ

　　ブリッジの一部または全部が可撤性となっているブリッジである．ポン
ティック部のみが可撤性であるもの（**図3-7左**），支台装置とポンティッ
クが可撤性であるもの（**図3-7右**）など種類が多い．連結部の両側を**キー
アンドキーウェイ**などのアタッチメントとしたもの，支台装置が二重構造
の**テレスコープクラウン**となっているものなどがある.

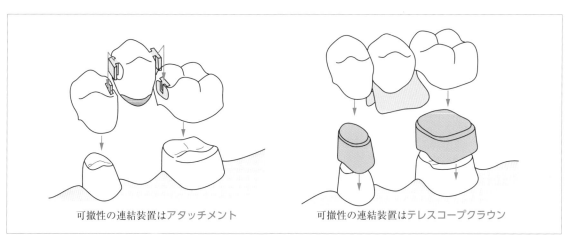

可撤性の連結装置はアタッチメント　　　　　　可撤性の連結装置はテレスコープクラウン

図3-7　**可撤性ブリッジ**

## 1）可撤性ブリッジの長所

① 欠損部の顎堤の吸収が大きい場合でも，鞍状型・有床型ポンティックを応用することで審美的に回復できる．

② 可撤性なので清掃性がよい．

③ 連結装置で平行性を与えられるので，支台歯は平行でなくてよい．

④ 装着後，可撤部分の調整，修理，再製が可能である．

⑤ 咬合圧の負担を歯根膜と欠損部の顎堤の両方に求められる．

## 2）可撤性ブリッジの短所

① 可撤性の連結部に応力が集中し，破損しやすい．

② 可撤性の連結部が複雑になるので，支台装置の形態が制限される．

③ 可撤性の連結部の固定が不確実になると，負担過重をまねきやすい．

④ 製作工程が複雑である．

## 3）可撤性ブリッジの分類

### （1）可撤部分による分類

① ポンティックのみが可撤性のもの

② ブリッジ全体が可撤性のもの

### （2）可撤方法による分類

① 患者も着脱できるもの

② 歯科医師だけが着脱できるもの

## 4）連結装置（アタッチメント）の分類

### （1）機能的条件による分類

① 非緩圧性アタッチメント

② 緩圧性アタッチメント

### （2）製作法による分類

① 既製アタッチメント

② 自家製アタッチメント

### （3）結合部位による分類

① 歯冠内アタッチメント

② 歯冠外アタッチメント

③ 根面アタッチメント（スタッドアタッチメント）

④ バーアタッチメント

⑤ 補助アタッチメント

### （4）テレスコープクラウン（二重金属冠）

① シリンダーテレスコープ

② コーヌスクローネ

③ リングタイプ

④ 3/4クラウンタイプ

# 一問一答

## A　ブリッジの概要

問1　ブリッジ（架工義歯）とは

答1　欠損部を天然歯に似た形態の人工歯（ポンティック）により補綴し，形態，機能，審美性を回復する補綴装置

問2　ブリッジの目的は

答2　①咀嚼・発音機能の回復
②審美性の回復
③残存歯の傾斜や移動の防止

## B　ブリッジの特徴

問3　ブリッジの利点は

答3　①形態が 天然歯 に近く，装着後の 動揺 が少ないため，装着感 がよい
②歯根膜負担 であるため，天然歯に近い 食感 が得られる
③咬合接触 を確実に付与できるため，咀嚼能率 がよい
④発音・発声 に対する障害が少ない
⑤審美的 に優れる装置が多い

問4　ブリッジの欠点は

答4　①支台装置 を装着するために 支台歯形成 をする必要がある
②欠損歯数や部位によって 支台歯の負担能力 が異なるために，適応範囲 が制限される
③大型の装置 は 技工作業 が複雑になる
④装着後の 修理・修正 が困難であることが多い
⑤装着後は 管理 や 清掃 に習熟を要する

問5　①〜④の名称は

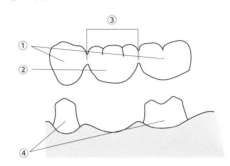

問6　支台装置とは

問7　ポンティックとは

問8　連結部とは

問9　ブリッジの咬合力を負担するのは

問10　ブリッジの種類は（連結法による分類）

問11　ブリッジの支台装置として使用できないのは

答5　①支台装置
　　②ポンティック
　　③連結部
　　④支台歯

解説　ブリッジの構成要素は①〜③であり，支台歯は含まれない.

答6　支台歯に装着され，ブリッジを維持する装置

答7　欠損部を回復する人工歯

答8　ポンティックと支台装置がつながる部位

答9　支台歯の歯根膜

答10　①固定性ブリッジ
　　②半固定性（可動性）ブリッジ
　　③可撤性ブリッジ

答11　①ジャケットクラウン（ポーセレンジャケットクラウンなど）
　　②ラミネートベニア
　　③セラミックインレー

解説　メタルフリーのクラウンでも，ジルコニアなどの高強度セラミックスを使用したオールセラミッククラウンはブリッジの支台装置として使用できる.

## D ブリッジの種類

問**12** 固定性ブリッジとは

答**12** 支台装置とポンティックがすべて固定性連結され，さらに支台装置が支台歯にセメント合着されるブリッジ

問**13** 半固定性ブリッジとは

答**13** 支台装置とポンティックとの連結部のうち，一方が可動性，もう一方が固定性に連結されたブリッジ

問**14** 可撤性ブリッジとは

答**14** ブリッジの一部または全部が可撤性となっているブリッジ

問**15** 接着ブリッジとは

答**15** 1〜2歯程度の欠損において，支台歯の歯質削除量を可能な限り少なくして接着材によって装着するブリッジ

問**16** 延長ブリッジとは

答**16** ポンティックのどちらか1側のみが支台装置と連結されているブリッジ

問**17** アタッチメントとは

答**17** メールとフィメールが連結して関節のように結合することで維持力を得る連結装置の総称

問**18** テレスコープクラウンとは

答**18** 内冠と外冠の摩擦抵抗を利用して維持力を得る二重構造の支台装置

問**19** 支台歯の平行性が必要なブリッジは

答**19** 固定性ブリッジ

解説 半固定性ブリッジと可撤性ブリッジは，支台歯間の平行性がとれない場合でも適用することができる．

問**20** 装着後，可撤部分の調整，修理，再製が可能なブリッジは

答**20** 可撤性ブリッジ

問**21** 固定性ブリッジと半固定性ブリッジの咬合圧の支持様式は

答**21** 歯根膜負担

問**22** 可撤性ブリッジの咬合圧の支持様式は

答**22** 歯根膜負担と粘膜負担を併用

> 解説 粘膜負担を併用することで咬合力を分散させることができる．

問**23** 顎堤吸収の著しい場合に有効なブリッジは

答**23** 可撤性ブリッジ

> 解説 可撤性ブリッジは鞍状型ポンティックや有床型ポンティックを使用できるため，顎堤吸収が著しい場合の審美性の回復に有効である．これらのポンティックは清掃性に劣るため，固定性のブリッジでは使用できない（8章参照）．

# 第 4 章

# クラウンとブリッジの具備要件

## 知識の整理と重要事項

### A 生物学的要件

#### 1. 歯および歯列との関係

##### 1) 歯の形態

前歯部，臼歯部とも，解剖学的な基本形態を有することが求められる．

###### (1) 前歯部

食物の切断や発音などの機能をつかさどる.

① **切歯**：上顎切歯の舌側面形態は，機能時の**アンテリアガイダンス**にとって重要である．

② **犬歯**：下顎安静位では口角部に位置し，機能運動時にはガイドとなる．

###### (2) 臼歯部

食物の粉砕，臼磨に大きくかかわる.

① **小臼歯**：機能咬頭は，咬頭嵌合位の保持や機能時に重要な役割を果たす．

② **大臼歯**：食物の臼磨作業を行い，顎関節や筋肉との関係ではてこの原理により最大咬合力を発揮する．

##### 2) 歯列との調和

###### (1) 隣接面接触点回復の意義

① 歯列および咬合の保持

② 食片圧入の防止

③ 歯間乳頭の保護

④ 歯の不正な移動防止

###### (2) 隣接面接触点の位置および形態

① **位置**：前歯部では唇舌的に中央部，上下的に切縁側 1/3〜1/4，臼歯部では頰舌的に頰側 1/3，上下的に咬頭側 1/3〜1/4（**図4-1**）．

② **形態**：萌出時には点接触であるが，咀嚼，生理的動揺などで増齢的に面接触に移行し，長さ2 mm，幅1 mm程度となる（**図4-1**）．

③ **接触の度合**：弱いと食片圧入や歯の移動を生じ，強いと支台歯に装着

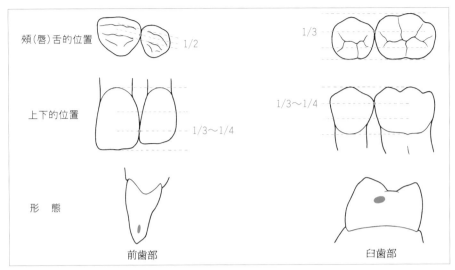

**図4-1 前・臼歯部の接触点の位置と形態**

できない．コンタクトゲージを用いて，通常，50μmは入るが110μmは入らないくらいが適正である．

## 2. 歯周組織との関係

### 1）硬組織・軟組織の保護

硬組織・軟組織を保護し，歯周組織との関係を良好に保つための要件として以下のことが挙げられる．
① 修復物のマージン（辺縁）は支台歯と確実な適合性が得られている．
② 修復物の外形は適正な豊隆が与えられている．
③ 修復物の表面は十分な研磨あるいはグレージング（つや出し焼成）が行われている．

### 2）生物学的幅径

歯肉溝底部から歯槽骨頂までの幅（約2mm）を生物学的幅径といい（図4-2），「生体の恒常性を維持するための生体防御構成部」と定義されている．修復物のマージン（辺縁）が生物学的幅径を損傷しないかぎり，良好な歯周組織が保たれる．

## 3. 清掃性との関係

セルフケアが行いやすく，自浄作用や清掃作用を阻害しない形態を付与する．特に，下部鼓形空隙と歯間乳頭の関係（空隙形態，大きさ）や，ポンティックと欠損部顎堤の形態を考慮する．

▶**過大な豊隆（オーバーカントゥア）**

歯肉への刺激が減少→歯肉縁部に食物残渣が停滞→うっ血，腫脹，デンタルプラーク付着

▶**過小な豊隆（アンダーカントゥア）**

歯肉への過剰な刺激→歯肉縁部の外傷や炎症，退縮

▶**エマージェンスプロファイル**

歯頸部の立ち上がりの形態のこと．豊隆と密接な関係がある．

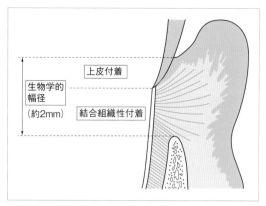

図4-2 　生物学的幅径

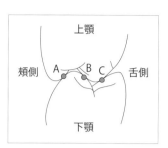

図4-3 　ABCコンタクト

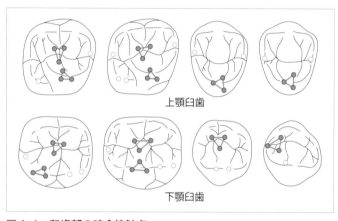

上顎臼歯

下顎臼歯

図4-4 　臼歯部の咬合接触点

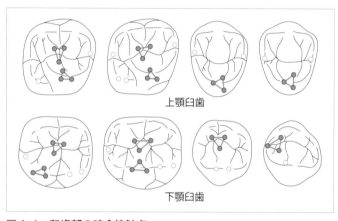

図4-5 　上下顎前歯部の被蓋関係（オーバージェット，オーバーバイト）

## 4. 機能の回復

顎口腔系の機能（咀嚼，嚥下，発音・発声）を回復・改善する．

### 1）咀嚼・嚥下機能

修復物の装着により，円滑で正常な咀嚼機能・嚥下機能を回復する．そのために以下の要件が求められる．

① 対合歯との安定した咬合接触を付与する（図4-3）．

② 臼歯部の咬合接触は可及的に多点均等接触とする（図4-4）．

③ 咀嚼力が歯の長軸（歯軸）方向に伝達され，側方圧とならないようにする．

④ 下顎運動時に干渉となる咬合接触をつくらない（円滑な下顎運動に配慮）．

⑤ 上下顎歯列の被蓋関係を正常に回復する（図4-5）．

⑥ 下顎の偏心運動が円滑に行われるよう，適切なアンテリアガイダン

スを付与する.

⑦ 正常な嚥下機能が営まれるよう，嚥下時に咬頭嵌合位付近で接触させる.

### 2) 発音・発声機能

歯，特に前歯部舌側（口蓋側）の形態は，発音や歯音の発声に大きく影響する. また，歯の排列は，口唇を使った破裂音の発声に影響する.

発音・発声機能を回復するための要件として以下のことが挙げられる.

① 患者固有の解剖学的形態を回復する.

② 歯の排列や豊隆などを考慮する.

## 5. 形態の回復

修復物はそれぞれの歯の解剖学的な基本形態に準じて製作するが，機能的・衛生的・審美的要件に加え，患者の要望なども考慮する.

## B 構造力学的要件

## 1. 材料学的要件

① 咬合圧に十分耐えられる機械的強度を有している.

② 適度の耐摩耗性を有する.

③ 熱膨張率が歯質と近似している.

④ 成形性を有している.

## 2. 力学的安定性

### 1) 材料特性を考慮した設計

各材料の性質を理解し，十分な厚みの確保と支台歯への合着・接着が必要となる. また，前装冠（前装鋳造冠）においては金属と陶材またはレジンとの境界部が咬合接触領域に設計されないような配慮も必要である.

### 2) ブリッジにおける設計

ブリッジの設計でも構造力学的な配慮が必要であり，抵抗性・均衡性・安定性の諸要素を考慮する. 抵抗性は，アンテ（Ante）の法則やデュシャンジュ（Duchange）の指数によって判定できる.

> ●アンテ（Ante）の法則
> 支台歯歯根膜表面積の総和は，ポンティックにより補綴される歯の歯根膜表面積の総和に等しいか，それ以上でなければならない.

均衡性と安定性については，口腔内での左右的なバランス，支台歯数が片側に偏らないことなどに注意する.

耐摩耗性については，高すぎる（硬すぎる）と対合歯を摩耗させる可能性があり，低すぎると強度が問題となる.

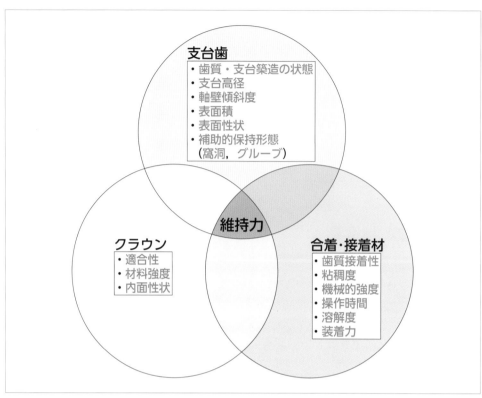

図4-6 歯冠修復物の維持力に影響を与える要因

テーパーが大きくなると維持力，抵抗力は低下するが，合着用セメントの流れはよくなる．その結果，合着用セメントの厚さは薄くなり，修復物の浮き上がり量も減少する．

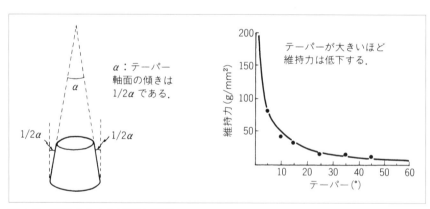

$\alpha$：テーパー
軸面の傾きは
$1/2\alpha$ である．

テーパーが大きいほど
維持力は低下する．

図4-7 維持力と支台形態の関係

（Jørgensen, K. D.：The relationship between retention and convergence angle in cemented veneer crowns. Acta Odont Scand, 13：35～40, 1955.）

## 3. 維持力 （図4-6）

　維持力とは修復物の挿入方向に対して抵抗する力をいう．維持力には機械的維持力と化学的維持力があり，前者は支台歯形態（図4-7）やクラウンの適合性，内面性状など，後者は接着材（レジンセメント）などの要素をいう．

## C　化学的要件

### 1. 材料学的要件

#### 1）生体安全性

　生体に対して毒性，発がん性，アレルギー性などの為害作用を示さないもので，長期間口腔内に装着しても安定した化学的特性を有する必要がある．

#### 2）ガルバニー電流への配慮

　口腔内の唾液を電解質として異種金属間に電流が生じる現象をガルバニックアクションというが，この電流（ガルバニー電流）によって歯髄に一過性の激痛が走ることがあるので留意する．また，貴金属合金と非貴金属合金が接触するとガルバニー腐食が起こる．腐食しやすい場所は以下のとおりである．

　　① イオン化傾向の大きい側
　　② 酸素濃度の小さい場所
　　③ 金属組織の異なる結晶粒界
　　④ 応力のかかった面

### 2. 化学的安定性

#### 1）耐変色性の具備

　表面の付着物や酸化・硫化生成物によって，修復物の色調が変化したり脱色することを変色といい，審美性を損なう結果となる．

#### 2）耐食性の具備

　導電性を有する金属材料が直接接触したり，唾液を介して電流が生じると，電気化学的腐食を起こして材料劣化が促進される．

　腐食による問題点は以下のとおりである．

　　① 合金表面が色調の濃い化合物に覆われて，審美性が低下する．
　　② 表面があれて舌感が悪くなる．
　　③ 修復物の構造的破壊につながる．
　　④ ろう付け部，共晶合金などに局所電池を生じて変色しやすい．

軸壁傾斜度（テーパー）が小さいほど，また支台高径や表面積が大きいほど維持力は大きくなる．十分な維持力が得られない場合は，軸面にボックスやグルーブのような補助的保持形態を形成する．

クラウンの内面は，アルミナサンドブラスト処理がされたような性状が望ましい．

変色や腐食を防ぐためには，表面の十分な研磨が重要である．

⑤ 表面に鋳巣などがある場合には点蝕を生じる.

### 3) アレルギー反応

口腔内で, 金属材料の溶解により金属イオンが溶出すると, アレルギー反応の原因となる. ニッケル（Ni）, コバルト（Co）, クロム（Cr）, 水銀（Hg）はアレルギー性が高く, チタン（Ti）やニオブ（Nb）などはアレルギー反応の可能性は低い.

## D 審美的要件

## 1. 材料学的要件

セラミックスやレジン（硬質レジン, コンポジットレジン）といった審美的材料を使用する.

### 1) セラミックス

#### （1）陶材焼付金属冠（陶材焼付鋳造冠）

現在, 審美的な歯冠修復物として最も広く臨床応用されている.

#### （2）オールセラミッククラウン

金属の介在しない, より審美性の高い歯冠修復物である.

### 2) レジン（硬質レジン, コンポジットレジン）

耐摩耗性も向上し, 操作性に優れ, 経済的優位性もあり広く臨床に応用されている.

レジン材料は次のように進化している.

① 有機質複合レジン
② ガラスフィラー含有レジン
③ ハイブリッド型コンポジットレジン

## 2. 歯の形態

① 上顎中切歯の形態は, その人の顔や歯列全体の縮小形である.
② 男性は, 角張った男性的な形態, 女性は, 丸みのある女性的な形態をしている.
③ 高齢者は, 若年者に比べて咬耗や摩耗による形態変化が生じる.
④ 修復物の形態だけでなく, 歯周組織, 特に歯肉との関係は重要. 前歯部の下部鼓形空隙にブラックトライアングルが生じると審美性を損なう.

## 3. 排列（歯列との関係）

歯の修復は, 歯の形態や色調回復だけでなく, 顔全体の中で調和するようにする.

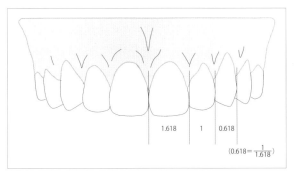

図4-8　前歯部の排列と黄金比

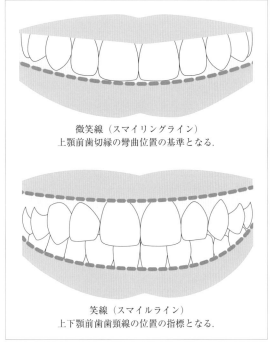

微笑線（スマイリングライン）
上顎前歯切縁の彎曲位置の基準となる.

笑線（スマイルライン）
上下顎前歯歯頸線の位置の指標となる.

図4-9　微笑線（スマイリングライン）と笑線（スマイルライン）

① 顔貌，口唇，歯肉などに調和した排列をする.
② 歯列としての対称性や均整を考慮し，曲面によって創造する．正面から見て，中切歯と側切歯，側切歯と犬歯の幅径の比が黄金比（1.618：1）であると，均整のとれた美しさが得られるといわれている（図4-8）.
③ 微笑線（スマイリングライン），笑線（スマイルライン）など動的な歯の排列状態も考慮する（図4-9）.

## 4. 色　調

### 1）歯の色調

切縁部は透明性が強く，中央部はやや黄色みを増し，歯頸部はオレンジ系あるいは褐色系が強くなる.

歯の色調には性差も存在する．女性の歯は青白色を示し，男性の歯は黄褐色を呈す傾向にある.

### 2）歯列内での色調

犬歯は切歯より濃い色調であり，臼歯部では歯頸部の色が強くなる傾向がある.

### 3）増齢的な色調変化

増齢的に色調は変化するため，修復物製作において隣在歯，対合歯あるいは皮膚の色なども参考にする.

### 4) 器械応用による色調測定

　精度の高いデジタルカメラや測色機器を応用して歯の色調を客観的に判定する．製作時にそのデータを参考にして色調再現性を高める方法もある．

## 心理的要件

　審美修復はきわめて心理的な影響を受けやすい．歯の色調，形態，排列は，患者が最も注目するところであり，治療に際しては常に「美しくしてほしい」という願望がある．患者にとっての理想的なスマイルとは赤い唇から自然な白い歯がみえることである．

　審美修復において患者の心理的要求を満足させるために以下の点に留意する．

① 治療計画，治療中において常に患者の要望を聞き入れ，積極的なコミュニケーションをはかる．

② 治療内容によっては必ずしも患者の希望が満たされない場合もあることを十分に説明し，審美修復に対する過度の期待をもたせない．

③ 修復物を直接製作する立場の歯科技工士は，患者の要求度合いや歯科医師の治療方針を十分把握しておく．

# 一問一答

## A 生物学的要件

問 1　前歯部の機能は

答 1　食物の切断や発音

問 2　臼歯部の機能は

答 2　食物の粉砕や臼磨

問 3　切歯の役割は

答 3　食物の切断および発音などの機能と審美的要件を司る

問 4　犬歯の役割は

答 4　機能運動時のガイドとなる

問 5　小臼歯の役割は

答 5　咬頭嵌合位の保持ならびに機能時に重要な役割を果たす

問 6　大臼歯の役割は

答 6　食物の臼磨作業に適している

問 7　隣接面接触点回復の意義は

答 7　①歯列および咬合の保持
②食片圧入の防止
③歯間乳頭の保護
④歯の不正な移動防止

問 8　前歯部の隣接面接触点の位置は

答 8　唇舌的：中央部
上下的：切縁側1/3〜1/4

問 9　臼歯部の隣接面接触点の位置は

答 9　頰舌的：頰側1/3
上下的：咬頭側1/3〜1/4

問 10　隣接面接触点は増齢に伴いどのように変化するか

答 10　萌出時の点接触から，増齢的に面接触に移行

問 11　臼歯における隣接面接触点の頰舌的な長さは

答 11　2 mm

問 12　臼歯における隣接面接触点の上下的な幅は

答 12　1 mm

問 13　隣接面接触点の強さを検査するのに用いるのは

答 13　コンタクトゲージ

問 14　生物学的幅径とは

答 14　歯肉溝底部から歯槽骨頂までの約2 mmの幅

問 15　辺縁部の不適合は何を招くか

答 15　食物残渣の停滞，デンタルプラークの付着

問 **16**　歯冠の過大な豊隆はどんな影響があるか

答 **16**　うっ血や腫脹，デンタルプラークの付着の原因になる

問 **17**　歯冠の過小な豊隆はどんな影響があるか

答 **17**　歯肉縁部の外傷や炎症，退縮を招く

問 **18**　歯頸部の立ち上がりの形態は

答 **18**　エマージェンスプロファイル

問 **19**　顎口腔系の機能とは

答 **19**　①咀嚼，②嚥下，③発音・発声

問 **20**　正常な咀嚼，嚥下機能回復の要件は

答 **20**　①対合歯と安定した咬合接触の付与．臼歯部の咬合接触は可及的に多点均等接触とする
②咀嚼力が歯の長軸方向に伝達され，側方圧とならないようにする．
③下顎運動時に干渉となる咬合接触をつくらない
④上下顎歯列弓の被蓋関係を正常に回復する
⑤下顎の偏心運動が円滑に行われるよう，適切なアンテリアガイダンスを付与する
⑥正常な嚥下機能が営まれるよう，嚥下時に咬頭嵌合位付近で接触させる

問 **21**　前歯部舌側面の形態は何に大きく影響するか

答 **21**　発音，特に歯音の発声

問 **22**　発音・発声機能を回復するための要件は

答 **22**　①患者固有の解剖学的形態を回復する
②歯の排列や豊隆などを考慮する

## B 構造力学的要件

| | |
|---|---|
| 問**23** 材料学的要件とは | 答**23** ①咬合圧に耐えられる強度を有している<br>②適度の耐摩耗性を有する<br>③熱膨張率が歯質と近似している<br>④優れた成形性を有している |
| 問**24** ブリッジの設計で考慮する必要があるのは | 答**24** ①抵抗性，②均衡性，③安定性 |
| 問**25** アンテ（Ante）の法則とは | 答**25** 支台歯歯根膜表面積の総和は，ポンティックにより補綴される歯の歯根膜表面積の総和に等しいか，それ以上でなければならない |
| 問**26** 維持力とは | 答**26** 修復物の挿入方向に対して抵抗する力 |
| 問**27** 維持力に関係する支台歯の要因は | 答**27** ①歯質・支台築造の状態<br>②支台高径<br>③軸壁傾斜度<br>④表面積<br>⑤表面性状<br>⑥補助的保持形態 |
| 問**28** 維持力に関係するクラウンの要因は | 答**28** ①適合性<br>②材料強度<br>③内面性状 |
| 問**29** 維持力に関係する合着・接着材の要因は | 答**29** ①歯質接着性<br>②粘稠度<br>③機械的強度<br>④操作時間<br>⑤溶解度<br>⑥装着力 |

## C 化学的要件

問**30** 生体安全性とは

答**30** 生体に対して毒性，発がん性，アレルギー性などの為害作用を示さないこと

問**31** ガルバニックアクションとは

答**31** 口腔内の唾液を電解質として異種金属間に電流が生じる現象

問**32** ガルバニー腐食とは

答**32** 異種金属間，特に貴金属合金と非貴金属合金が接触したとき，非貴金属合金側が電子を失って腐食すること

問**33** 腐食しやすい金属面は

答**33** ①イオン化傾向の大きい側
②酸素濃度の小さい場所
③金属組織の異なる結晶粒界
④応力のかかった面

問**34** 口腔内において，金属材料の溶解によって生じ，アレルギー反応の原因となるのは

答**34** 金属イオン

問**35** アレルギー性が高い金属は

答**35** ニッケル，コバルト，クロム，水銀　など

問**36** アレルギー性が低い金属は

答**36** チタン，ニオブ　など

問**37** 金属の腐食による問題点は

答**37** ①審美性の低下
②舌感が悪くなる
③変色しやすい
④点蝕を生じる
⑤修復物の構造的破壊

## D 審美的要件

**問38** セラミックスによる歯冠修復の種類と特徴は

**答38** ①陶材焼付金属冠：最も広く臨床応用されている
②オールセラミックスクラウン：金属が介在しない

**問39** レジンの特徴は

**答39** 耐摩耗性も向上し，操作性に優れ，経済的優位性もあり広く臨床に応用されている

**問40** レジン材料の種類は

**答40** ①有機質複合レジン
②ガラスフィラー含有レジン
③ハイブリッド型コンポジットレジン

**問41** 歯冠形態が，顔の縮小型であるといわれる歯種は

**答41** 上顎中切歯

**問42** 性別による歯の形態の違いは

**答42** 男性は角ばり，女性は丸みがある

**問43** 高齢者の歯の形態的特徴は

**答43** 若年者に比べ，咬耗や摩耗による形態変化が生じる

**問44** 前歯部の下部鼓形空隙に生じ，審美的に問題となるものを何というか

**答44** ブラックトライアングル

**問45** 審美性のために排列時に必要なことは

**答45** ①顔貌，口唇，歯肉などに調和した排列をする
②歯列としての対称性や均整を考慮し，曲面によって創造する
③微笑線など動的な歯の排列状態も考慮する

**問46** 歯の色調の特徴は

**答46** 切縁部：透明性が高い
中央部：やや黄色みが増す
歯頸部：オレンジ系または褐色系

**問47** 歯の歯種による色調の違いは

**答47** 犬歯は切歯より色調が濃い
臼歯部は歯頸部の色が強くなる

# 第 **5** 章 クラウンとブリッジの製作

## 📖 知識の整理と重要事項

### A 臨床ステップの概要

歯科治療を効率よく行うためには，歯科診療所での「診療行為」と歯科技工所での「技工作業」が協調しなくてはならない（**図5-1**）．

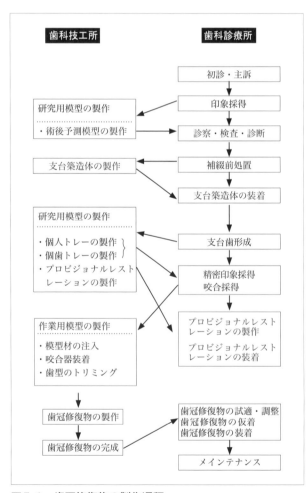

図5-1 **歯冠修復物の製作過程**

プロビジョナルレストレーションに関しては，歯科技工所で製作されることもあれば，歯科診療所で製作されることもある．

# 1. メタルインレーの製作法

① 作業用模型の製作
② ワックスアップ
③ スプルー線の植立
④ 埋没
⑤ 鋳造
⑥ 研磨・完成

# 2. レジン前装冠（レジン前装鋳造冠）の製作法

① 歯冠形態のワックスアップ
② 前装部の窓開け
③ 機械的維持装置の付与
　　：リテンションビーズ，バー，おろし金，ループ
④ 埋没，鋳造，研磨
⑤ メタルコーピングの調整
⑥ 前装部の接着処理
　　：サンドブラスト処理，金属接着プライマーの塗布
⑦ 前装材の築盛，重合
⑧ 前装部の形態修正
⑨ 研磨

# 3. 陶材焼付金属冠（陶材焼付鋳造冠）の製作法

① 歯冠形態のワックスアップ
② 前装部の窓開け
③ 埋没，鋳造
④ メタルコーピングの調整
⑤ 加熱処理（ディギャッシング）
⑥ 陶材の築盛，焼成
⑦ 前装部の形態修正
⑧ ステイニング，つや出し焼成（グレージング）
⑨ 金属部の研磨

> ディギャッシングの主な目的は，①鋳造体表面の汚物除去，②酸化膜の形成，③ひずみの解放，④ガスの解放，などである．

# 4. レジンジャケットクラウンの製作法

　　レジンジャケットクラウンに用いられるレジンは，前装冠用のものと同じであることが多い．現在，光重合レジンの応用により，歯型上で直接レジンを築盛する方法が用いられている．
　　レジン築盛は，レジン前装冠の築盛時と同じく，以下の順で行われる．

① ～③ に加え，必要
に応じてサービカル
色，トランスルーセ
ント色を築盛する．

## B 印象採得

### 1. 印象材の種類と特徴

印象材の種類や性質
についての詳細は
「歯科理工学」を参
照．

歯冠修復物の製作で使用される印象材は，すべて弾性印象材である．印象材の分類は表5-1，2のとおりである．

#### 1) ハイドロコロイド印象材

アルジネート印象材と寒天印象材がある．アルジネート印象材は化学反応により，寒天印象材は温度変化により硬化する．硬化後に大気中に放置すると水分が蒸発したり離液したりして，印象材が収縮・変形する．また，印象材を水中で保管すると水分を吸って膨張（膨潤）する．したがって，ハイドロコロイド印象材の保管および取り扱いには十分な配慮が必要である．

#### （1）アルジネート印象材

概形印象材ともよばれる．歯冠修復物製作の際の対合歯の印象や，寒天印象材との組み合わせ（寒天アルジネート連合印象）によって用いられることもある．粉と水を一定の割合で練和する方法が一般的である．

#### （2）寒天印象材

通常はゲル状で，寒天コンディショナーによりゾル化して使用する．多くの場合，シリンジ用とトレー用の2種類の寒天を組み合わせる．

表5-1　印象材の素材による分類

| 分類 | 種類 |
|---|---|
| ハイドロコロイド印象材 | アルジネート印象材<br>寒天印象材 |
| ゴム質印象材 | シリコーンゴム印象材 ——— 縮合型／付加型<br>ポリエーテルゴム印象材 |

表5-2　印象材の性質による分類

| | 弾性印象材 | 非弾性印象材 |
|---|---|---|
| 可逆性印象材 | 寒天印象材 | モデリングコンパウンド |
| 不可逆性印象材 | ゴム質印象材<br>アルジネート印象材 | 酸化亜鉛ユージノール印象材 |

### 2）ゴム質印象材

印象材成分中に水分を含まず，硬化するとゴム状になる．石膏とのなじみはハイドロコロイド印象材に比べて悪く，気泡が入りやすいので，技工作業では細心の注意が必要である．水分を含まないため硬化後の寸法安定性は高い．

#### （1）シリコーンゴム印象材

ゴム質印象材のなかで最も多く用いられる．硬化後にやや収縮する縮合型と，変形しない付加型があり，稠度の違うヘビーボディタイプ（パテタイプ）とインジェクションタイプの2種類を組み合わせて用いるものが多い．

#### （2）ポリエーテルゴム印象材

ゴム質印象材のなかでは比較的硬い印象材で，咬合採得にも用いる．

## 2．印象材の取り扱い

① 印象面の唾液，血液，食物残渣，デンタルプラークなどは，十分な水洗にて除去する．
② 印象採得後はただちに石膏を注入する．注入できない場合は相対湿度100％雰囲気中に保管する．
③ 石膏注入の際は気泡を閉じ込めないように注意する．
④ 石膏の注入前・注入時・硬化中は，外圧を加えたり，極端な温度・湿度の変化が生じないようにする．
⑤ 石膏が完全に硬化するまでは印象から撤去しない．

左右2方向から石膏を注入すると，気泡を閉じ込める原因となるので避ける．

## 3．光学印象

最近では，口腔内スキャナーを使用し，口腔内から直接3次元画像データを取得する光学印象が普及し，印象採得もアナログ作業からデジタルへと変化している．

## C 研究用模型

患者の初診時，あるいは必要に応じて採得される全顎の印象から得られる模型をいう．歯などの硬組織や歯肉などの軟組織の形態を再現し，治療計画立案や補綴装置の設計に用いる．

[研究用模型の使用目的]
① 個人トレーの製作
② 個歯トレーの製作
③ プロビジョナルレストレーションの製作
④ 術後予測模型（セットアップモデル）の製作

## D 印象用トレー

### 1. 目的と種類

印象用トレーは，印象材を盛って印象をとるための器具である．金属製やプラスチック製の既製トレーと，患者個々の歯・歯列形態に合わせて製作される個人トレー，個歯トレーとがある．

#### 1）種 類

##### （1）個人トレー

研究用模型から製作される自家製のトレー．支台歯や歯列との間隙を一定にできるため，安定性が高く精密な印象を採得することができる．クラウンやブリッジの印象では，主にゴム質印象材を使用する場合に用いられる．常温重合レジンで製作されるが，まれに合成樹脂板を加熱・加工して製作することもある．

##### （2）個歯トレー

支台歯または窩洞を1歯単位で印象するためのトレー．通常，個歯トレーで支台歯を印象採得し，その上から既製トレーや個人トレーによって歯列全体の印象を行う．

#### 2）目 的

① 印象材を口腔内に運ぶ．
② 印象材の変形を防ぐ．
③ 硬化した印象材を口腔外に取り出す．

### 2. 製作法

トレー外形線は歯肉唇頬移行部から数mm歯列側に設定する．また，小帯部は避ける．

① トレー外形線の設定
② アンダーカット部のブロックアウト
③ スペーサーの付与
④ 常温重合レジンの練和・成形
⑤ 研究用模型への圧接
⑥ 形態修正，研磨
⑦ 把持部の付与
⑧ 保持孔の付与（必要に応じて）

## E 支台築造

### 1. 意義と目的

無髄歯で歯冠歯質の欠損が大きい場合，そのままでは歯冠修復物に用い

る金属の量が多くなったり，所定の支台歯形態をつくれない．そこで，欠損部を金属あるいは成形充塡材などで補って支台歯形態を完成させたものを築造体あるいはポストコアとよぶ．

築造体の多くは根管に維持を求め，支台歯形態の表面積を増加させることによって最終修復物の維持をはかっている．築造体の製作においては，各種支台歯形態を十分把握しておく必要がある．

## 2. 種類と使用材料

### 1）種　類
#### （1）部位による分類
① 前歯部支台築造
② 臼歯部支台築造
#### （2）材料による分類
① 金属（鋳造）
② 成形充塡材（光，熱，化学重合に分けられる）
#### （3）製作法による分類
① 口腔内での製作（直接法）
② 作業用模型上での製作（間接法）

### 2）前歯部の支台築造
前歯部支台築造に使用される材料としては，金銀パラジウム合金や金合金などの金属材料や，象牙質の硬さに近い材料特性をもつコンポジットレジンとファイバーポストを併用したものが代表的である．
#### （1）前歯部支台築造の特徴
継続歯（ポストクラウン）と比較すると，築造体による歯冠修復物には以下の利点がある．
① 歯冠修復物の破折などに対して再製作が容易である．
② 再製作にあたってポスト部を撤去しなくてよい場合，歯根部残存歯質を保存可能である．
③ 歯軸方向の修正が可能である．
④ ブリッジでは支台歯間の平行性を容易にとることができる．
⑤ クリアランスの十分な確保が可能なため，審美的に有利である．
#### （2）前歯部支台築造に使用される金属
前歯部メタルコアには，金銀パラジウム合金や14K金合金が用いられる．咬合力に耐えられるだけの硬さが必要であるが，硬すぎると支台歯形成が困難となるので適当ではない．

### 3）臼歯部の支台築造
前歯部同様，根管内に形成されるポスト部により維持をはかるが，大臼歯部では根管の方向が異なるため注意が必要である．通常，上顎大臼歯で

継続歯（ポストクラウン）はポスト部とクラウンが一体となったもので，現在ではほとんど用いられない．

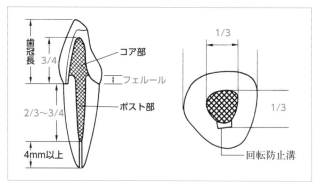

図5-2　前歯部メタルコア

は舌側根，下顎大臼歯では遠心根が主根管となるが，根管の方向が異なるときは，分割法によりメタルコアを製作する場合もある．

臼歯部では咬合力が垂直であるため，使用する金属の強度は前歯部ほど要求されない．

## 3. 製作法

### 1）メタルコアの製作法

#### （1）前歯部メタルコア（図5-2）
① ワックスアップ（歯冠形態の回復）
② 唇側形態の採得
③ 唇側・舌側のワックス除去
④ スプルー線植立
⑤ 埋没・鋳造
⑥ 研磨・完成

#### （2）臼歯部メタルコア
① ワックスアップ
② スプルー線植立
③ 埋没・鋳造
④ 研磨・完成

### 2）ファイバー補強レジンコアの製作法
ファイバー補強レジンコアは既製のファイバーポストと築盛用コンポジットレジンを用いて製作される．
① ファイバーポストの試適
② 築盛用コンポジットレジンの注入
③ 形態修正・完成

## F プロビジョナルレストレーション（テンポラリークラウンとブリッジ）

### 1. 意義と目的

　支台歯形成が終了して最終的な歯冠修復物が装着されるまでの間に一時的に装着しておく歯冠修復物をプロビジョナルレストレーション（テンポラリークラウンとテンポラリーブリッジ）という．

[プロビジョナルレストレーションの目的]

① 外来刺激の遮断（歯髄の保護）

② 歯質の保護（破折防止）

③ 支台歯の移動防止

④ 口腔機能の維持

⑤ 審美性の維持

⑥ 歯周組織の保護

⑦ 支台歯の汚染防止

⑧ 歯肉増殖の防止

### 2. 種類と使用材料

#### 1）既製品

① アルミキャップ

② 既製樹脂冠

③ 既製人工歯

#### 2）個々に製作する場合

① 常温重合レジン

- 常温重合レジンのみで製作
- 常温重合レジンと既製レジン歯を併用

② コンポジットレジン

③ 金属

### 3. 製作法

#### 1）既製樹脂冠を用いる製作法

　ポリカーボネート製が多く使われている．内部に常温重合レジンを満たし，歯型に圧接して製作する．口腔内で支台歯形成後の歯に圧接し，直接法によりつくられることも多い．

① 既製樹脂冠の選択と削合

② 歯型への圧接

③ 研磨・完成

### 2) 常温重合レジンを用いる製作法

① ワックスアップ（歯冠形態の回復）
② 作業用模型の印象
③ 印象の修正
④ 常温重合レジンの印象への注入
⑤ 常温重合レジンの圧接と固定
⑥ 常温重合レジンの取り出し
⑦ バリの除去
⑧ 研磨・完成

### 3) 既製人工歯（レジン歯）と常温重合レジンを用いる製作法

① 人工歯の選択
② 人工歯舌側面の削合
③ 人工歯舌側部への常温重合レジンの添加
④ 研磨・完成

## G 色調選択

### 1. 要件と方法

#### 1) 要　件

前歯部歯冠修復物の製作にあたっては，歯の形態とともに色調の再現が重要である．歯の色調は適切に伝達することが大変難しく，製作した歯冠修復物の色調が客観的には自然に見えても，患者には不満であることも多い．色調に対する基本的な概念や測定方法，評価方法について知る必要がある．

#### 2) 方　法

シェードガイドを用いて指標を歯と比較する視感比色法と，器械により測定する方法がある．

▶シェードガイド
患者固有の歯の色調の判定を行うための色見本

器械による色調測定は客観的で，照明条件・比色環境が違っても正確に測色できる．

## H 作業用模型

### 1. 意義と目的

複雑な形態をもち，さまざまな要件を満たさなければならない修復物を口腔内で直接製作することは不可能である．したがって，修復物を口腔外で製作するために（間接作業），口腔内の状態を再現した模型が必要となる．この模型を作業用模型という．作業用模型は支台歯，歯列，欠損部，軟組織などの口腔内形態を正確に再現したものでなければならない．

## 2. 構成と要件

### 1) 作業用模型の構成
① 歯型（支台歯形態を再現した模型）と歯型を含む歯列模型
② 対合歯列模型
③ 咬合器

### 2) 作業用模型の要件
① 歯型が正確であること.
② 歯型と歯列模型との位置関係および歯型どうしの位置関係が正確であること.
③ 歯列模型，対合歯列模型が正確であること.
④ 咬合関係が正確であること.
⑤ 製作と作業が簡単であること.

## 3. 種類と特徴

### 1) 歯型固着式模型（単一式模型）
① 歯型と歯列模型が一体になっている作業用模型.
② 歯型と歯列模型の位置関係はくるわないが，隣接面部の形成が困難.
③ 隣接面接触のない支台築造体の製作に用いられることが多い.

### 2) 副歯型式模型
① 歯型のみの模型と歯型固着式模型の両方を用いる作業用模型.
② 歯型の精度と歯型固着式模型の精度は全く同じである必要がある.
③ 歯冠修復物の内面とマージン（辺縁）は歯型のみの模型で製作し，その後，歯型固着式模型に戻して支台歯相互・隣在歯・対合歯との関係を調整する.
④ すべてのクラウン，ブリッジの製作に応用でき，きわめて正確な修復物の製作が可能.

### 3) 歯型可撤式模型
① 歯型が歯列模型から着脱可能なように製作された作業用模型.
② 以下のような種類がある.
・歯型のみ製作した後，印象内に歯型を戻して作業用模型を製作する方法
・石膏注入後に歯型のみを両隣接面部で分割して，ダウエルピンを利用して歯型が着脱できるようにする方法（分割復位式模型）
・ダイロックトレーやチャネルトレーなどを使用する方法もある（分割復位式模型）
③ 副歯型式模型と比較して，歯型と歯列模型の位置関係がくるいやすい.

**作業用模型の長所**
①患者のチェアタイムを減らす②患者への侵襲を減らす③技工作業が自由に行える④技工作業を反復して行える⑤口腔内観察では不可能な舌側からの観察・作業が可能である
**作業用模型の短所**
①作業用模型の変形などにより精度が低下する②作業用模型の製作に労力と経費が必要である

副歯型式模型は，歯列模型の部分からは歯型を着脱することがないので，支台歯間の位置関係を正確に保てる.

▶分割復位式模型
歯型可撤式模型のうち，ダウエルピンなどを用いて製作したものをいう．ダウエルピンを用いる方法が一般的であるが，ほかに石膏コア法，ダイロックトレー法やチャネルトレーなどがある.

5
クラウンとブリッジの製作

## 4. 製作法

[ダウエルピンを用いた歯型可撤（分割復位）式模型の製作手順]
① 模型材（石膏）の注入
② 模型基底部と余剰部の削除
③ 回転防止溝の形成とダウエルピンの植立
④ 台付け
⑤ 台付け移行部の修正
⑥ 歯型の分割
⑦ 歯型のトリミング

▶歯型のトリミング
歯型の歯肉部石膏を
バーなどで除去する
こと．その目的は，
辺縁を明確にし，
ワックスパターン製
作時の操作性をよく
することである．

## 5. 歯型の辺縁形態

歯型の辺縁形態は目的に合わせて各種ある（表5-3）．辺縁形態は適合性に大きく影響し，適合が悪いと二次齲蝕や歯周疾患の原因となる．

## Ⅰ 咬合器装着

間接作業において，作業用模型で歯冠修復物を製作するためには上下顎模型が生体と同じ関係で咬合器に位置（装着）づけられなければならない．

[咬合器装着に必要なもの]
- **咬合採得材**：生体において上顎に対する下顎の三次元的な位置関係を記録することを咬合採得という．記録材は，軟化したバイトワックス，パラフィンワックス，シリコーンゴムやポリエーテルゴムなど．
- **歯列模型**：歯列の形態を正確に再現するもの．
- **咬合器**：上下顎の位置関係や下顎運動の経路を再現するもの．咬合器の種類は，大別すると調節性咬合器と非調節性咬合器がある．

咬合器についての詳
細は「顎口腔機能学」
を参照．

## 1. 咬合器装着時の注意点

① 咬合器の部品が全部揃っているかを確認する．
② 咬合器のガタつきがないか，調節するところが正しい位置になっているかを確認する．
③ 模型の咬合面に気泡や余剰石膏がついていないか確認する．
④ 装着に用いた石膏の余剰は確実に除去する．
⑤ 歯列や歯型に石膏が付着しないようにする．
⑥ 石膏が硬化するまでは，移動したり手を触れない．

表5-3　歯頸部辺縁形態の種類

| 形態の名称 | | 辺縁形態 | 特　　徴 |
|---|---|---|---|
| ショルダーレスタイプ | フェザーエッジ | | ・フェザーエッジ, ナイフエッジの違いは, 製作する歯冠修復物の辺縁の厚みがフェザーエッジのほうが薄い<br>・印象しても辺縁の形態が不明瞭なことが多いので, 封鎖や適合の点で劣る<br>・歯質の削除量は少ない<br>・現在では, 切削器具の発達に伴い, フェザーエッジの使用は奨励されていない. |
| | ナイフエッジ | | |
| ショルダータイプ | シャンファー | | ・ほとんどすべての歯冠修復物の辺縁形態に用いられる<br>・適合性が良好<br>・歯質の削除量の違いによりライトシャンファーとヘビーシャンファーがある (ヘビーシャンファーのほうが削除量が多い)<br>・辺縁部の厚みを変化させることで, すべての材料でマージンを製作可能. |
| | ベベル | | ・前装部の辺縁形態に用いられる<br>・頻度は高くないが, 適合性は最も良好<br>・辺縁の適合の修正が可能<br>・メタルマージンに使用できる |
| | ショルダーまたはラウンドショルダー | | ・前装冠の前装部の辺縁形態として用いられる<br>・部分被覆冠やインレーの辺縁にも用いられることがある<br>・ジャケットクラウンの辺縁としても用いられる<br>・辺縁の適合性が劣る<br>・すべての材料でマージンを製作できる.<br>・軸面とショルダー部との移行部に丸みをもたせたものをラウンドショルダー (ラウンデッドショルダー) とよぶ. |
| | ベベルドショルダー<br><br>(ショルダーウィズベベル) | | ・前装冠の前装部の辺縁形態として用いられる<br>・強度が不足するためジャケットクラウンの辺縁には用いられない<br>・辺縁の適合はベベルで補正できる<br>・メタルマージンに使用できる |

## 2. 咬合平面板をもった平均値咬合器に装着する場合

    ① 模型の基底面にアンダーカットをつける.

    ② 上顎模型を咬合平面板の正中にあわせる.

    ③ 上顎模型基底面に石膏を盛り, 咬合器上弓を閉じて固定する.

④ 装着された上顎模型に下顎模型を組み合わせ，上下の嵌合が最も安定した位置で上下歯列をスティッキーワックスなどで固定する．

⑤ 咬合器を逆さまにして，下顎のモデルプレートと下顎模型基底面に石膏を盛り，上顎作業用模型装着時と同様に咬合器下弓を閉じて固定する．

### 3. 調節性咬合器に装着する場合

調節性咬合器により顎運動を正確に咬合器上に再現しようとする場合には，フェイスボウにより上顎模型を装着する．

## J クラウンに与える咬合

### 1. 前歯部

#### 1) 前歯部クラウンの咬合

上顎前歯は下顎前歯を被蓋しているが，この上下顎の被蓋はアンテリアガイダンスという重要な役割を担っている（図5-3）．

#### 2) 前歯部クラウンの形態とワックスアップ

① 反対側の同名歯を参考にしながら，隣在歯との調和を考えたうえで行う．

② 完成時に上下顎に10〜20 μmの間隙を与える（研磨終了時）．

### 2. 臼歯部

#### 1) 臼歯部クラウンの咬合

咬頭嵌合位では必ず臼歯部を被蓋させ，ABCコンタクト，クロージャーストッパー，イコライザーを付与することで，臼歯の長軸方向に咬合力が

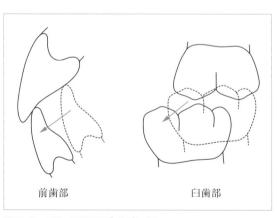

前歯部　　　　　臼歯部

図5-3　アンテリアガイダンス

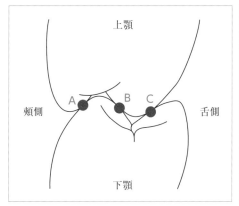

図5-4　ABCコンタクト

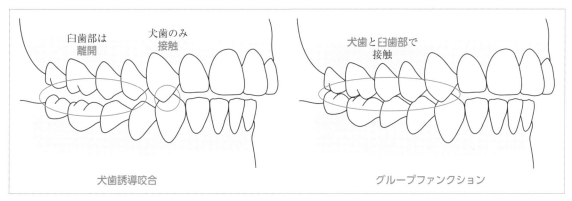

図5-5　クロージャーストッパーとイコライザー

図5-6　クラウンに付与する咬合様式

かかるようにする．上下の歯の咬合接触は点接触とし，側方運動時には犬歯誘導咬合やグループファンクションの咬合様式を付与する．

① 頬舌的な安定：ABCコンタクト（図5-4）
② 近遠心的な安定：クロージャーストッパー，イコライザー（図5-5）
③ 犬歯誘導咬合：側方運動時に上下顎の犬歯のみが接触して，作業側・平衡側すべての臼歯が離開する様式（図5-6左）
④ グループファンクション：側方運動時に犬歯に加えて作業側の頬側において同名咬頭どうしが接触する様式（図5-6右）

## 2) 臼歯部クラウンの形態とワックスアップ

① 咬合面は歯軸に対して直角に形成し，可能であれば頬舌径を減少させる．また，スピルウェイを付与する．
② 辺縁隆線の高さを隣在歯と一致させ，接触点の位置を解剖学的形態よりも若干高くして，食片圧入を防止する．

▶スピルウェイ
食物の流れをよくし，咬合圧負担の軽減および運動時の機能的安定をはかる．
上顎：頬側咬頭
　　　内斜面
下顎：舌側咬頭
　　　内斜面

## K ワックスパターン形成（ワックスアップ）

### 1. 種類と特徴

#### 1）ワックスアップ法

ワックスを溶融して歯型に盛り上げ完成させる方法で，以下の種類がある．

##### （1）軟化圧接法

インレーワックスを50℃くらいで均一に軟化し，歯型に手指で圧接した後，過剰部を削って形態を整える方法．軟化温度がほかの方法に比べて低いためワックスパターンの収縮が小さい（0〜0.2%）．主としてインレーなど内側性窩洞に応用する．

##### （2）ディッピング法（浸漬法）

融解したインレーワックス中に歯型を浸してワックスを積層する作業を繰り返し，ワックス層の厚みが増したら彫刻して形態を整える方法．比較的短時間で仕上がるが，ワックスの融解温度と冷却した室温との温度差により収縮が大きく（0.4〜0.6%）なるので注意が必要．

##### （3）盛り上げ法

融解したインレーワックスを，適切なワックス形成器を用いて少量ずつ歯型に盛り上げ，形態を整えていく方法．硬化収縮による変形が大きいため，少量ずつ盛り上げていき，ワックスパターンの温度上昇を抑制しながら行う．

##### （4）彫刻法

歯型に盛り上げたワックスを，彫刻刀などを用いて整える方法．各種インスツルメントを使い分け，彫刻時に大きな力を加えて変形させないように注意する．

##### （5）ワックスコーンテクニック（ドロップオンテクニック）

歯冠を構成する各部位を分解して，その要素ごとにワックスアップしていく方法．特に機能的な咬合面形態を形成する場合に用いられる．少量のワックスを盛り上げていくため，ワックスの内部応力の残留が少なく，ワックスパターンの変形が生じにくい．

#### 2）切削加工法

コンピュータ設計（CAD）されたデータを加工機がミリング加工する方法である．

### 2. 形成法

[ワックスコーンテクニックの手順]
① 各咬頭の位置と高さの決定
② 軸面の隆線の形成

③ 固有咬合縁（フィッシュマウス）の形成

④ 咬合面の三角隆線の形成

⑤ 咬合面の溝や副隆線の形成

## L 埋　没

### 1. 埋没の前準備

#### 1) ワックスパターンの最終チェック

辺縁部の再形成，隣接面接触部の盛り上げ，仕上げ研磨などの作業を行う．

#### 2) リムーバルノブの付与

舌や口腔粘膜を傷つけず，咬合に影響のない辺縁部寄りに下方向に付与する．

#### 3) スプルーの植立

スプルー線には，ワックス，レジン，金属線などを用いる．

[スプルーの植立時の注意点]

① 咬合関係への影響が少ない肉厚部（非機能咬頭外斜面など）に，歯軸に対して斜め上方向に植立する．

② 熱せられた金属スプルーやインスツルメントなどでワックスパターンの形態が損なわれないよう注意する．スプルーの形状や太さは，ワックスパターンの形状や厚み，大きさに合わせて選択する．

③ 鋳造リング内のほぼ中央にワックスパターンを植立し，埋没材の厚みを十分に確保する．

④ 鋳造リングの底からワックスパターンまでの距離を6〜8 mm程度確保する．

#### 4) エアベントの付与

鋳造時に圧縮された空気を逃がすための通気孔（エアベント）を設ける．通気性の悪い高温鋳造用埋没材（リン酸塩系埋没材）を用いる場合や，ワックスパターンの肉厚部に用いる．

① **オープンベント**：ワックスパターンと外気とが直接連結しているもの

② **ブラインドベント**：ワックスパターンと外気とが連結していないもの

#### 5) 界面活性剤の塗布

ワックスパターンの表面を親水性にして埋没材とのぬれ効果をもたせ，気泡付着による鋳造欠陥（突起）の発生を防ぐため，界面活性剤を塗布する．

#### 6) リングライナーの取り付け

鋳造リング内に緩衝材として，リングライナーを裏装する．

▶リムーバルノブ
口腔内に試適後の撤去作業時に辺縁部を損傷させないよう，リムーバーをかけるための撤去用突起．

機能咬頭にスプルー植立を行うと，鋳造後，スプルー切断後の研磨時に咬合関係が損なわれる可能性がある．

埋没材の通気性が悪く空気の逃げ場がない場合，溜まった空気に溶湯が押し戻され，鋳造欠陥（背圧多孔）を生じる．

[リングライナーの役割]
① 鋳造後のリングからの埋没材撤去作業を容易にする.
② 埋没材の自由な膨張（硬化膨張, 吸水膨張, 加熱膨張）が鋳造リングによって抑制されるのを防ぐ.

## 2. 埋没方法

### 1）単一埋没法
埋没材を満たした中にワックスパターンを埋没する方法.

### 2）二重埋没法
はじめにワックスパターンの内面や小窩裂溝へ, 筆や先端の軟らかいものを使用し埋没材を盛りつける（一次埋没）. 硬化後, 円錐台にリングをセットし埋没材を流し込む（二次埋没）.

### 3）真空埋没法
真空練和器を用いて埋没材中の気泡を取り除いた後, 円錐台をセットしたリングに一気に流し込む方法.

### 4）型ごと埋没法
耐火模型上でワックスパターン形成を行い, 模型から撤去せずにそのままスプルーイングを施して, 耐火模型ごと埋没する方法.

### 5）急速加熱型埋没材を用いた方法
急速加熱型の埋没材を使用することで, 埋没後20〜30分という短時間で電気炉での焼却作業が行え, 鋳造が可能になる方法.

▶急速加熱型埋没材

結合材の割合が多い材料を使用しているため, 加熱膨張が小さく, 硬化膨張が大きい. 詳細は「歯科理工学」を参照.

## M 鋳造作業

## 1. 種類と特徴

### 1）遠心鋳造法
バネの力を利用して一気に回転させ, そのときの遠心力で, るつぼ内で融解された金属を鋳型内へと流し込む方法.

### 2）加圧式鋳造法
融解した金属に圧をかけ鋳造内へ押し込む方法であり, 使用する圧により以下のような種類がある.
① 圧迫鋳造法
② ガス圧鋳造法
③ 空気圧鋳造法

### 3）減圧（吸引）鋳造法
鋳造リング内を減圧することによって, 融解した金属を吸引して鋳造する方法.

▶吸引加圧鋳造機

鋳造後に加圧するという併用式をとっており, 鋳造効率が高い. 埋没材の通気性が重要である.

## N 連　結

　ブリッジや連結冠の製作では，クラウンとポンティック，あるいはクラウンどうしを連結する必要がある．そのための方法には，最初から一塊として鋳造する方法（ワンピースキャスト法）と，鋳造後に連結する方法（ろう付け法など）がある．

　［連結部の要件］
　① 十分な強度を有していること
　② 耐食性に優れていること
　③ 解剖学的形態をなるべく損なわないこと

## 1. ワンピースキャスト法

　支台装置およびポンティックをワックスで連結し，一塊にして埋没，鋳造する方法である．

### 1）利　点
　① 操作が簡単である．
　② 強固である．
　③ 耐食性に優れる．
　④ ワックスアップ時に形態，厚みを調整できる．

### 2）欠　点
　① ワックスアップ時に変形しやすい．
　② 金属の凝固収縮による寸法変化がある．
　③ 多数歯欠損の場合は適合状態が悪くなる．

ワンピースキャスト法によるブリッジの製作工程全体については8章を参照．

## 2. ろう付け法

　接合される金属の融解温度よりも低い融点を有する合金（ろう材）を融解し，毛細管現象を利用して流し込む．

### 1）ろう付け時の注意点
　［ろう材］
　① ろうは支台装置やポンティックの合金と近似した組成のものを用いる．
　② ろうは融点が母材よりも100〜200℃低いものを用いる．

　［埋没（ろう付け用ブロック）］
　① ろう付け間隔は0.05〜0.3 mm程度とする（金属の膨張による変形を防止する）．
　② 被ろう付け体の位置がくるわないようにする．
　③ ろう付け用ブロックは破損しない程度に小さくする．
　④ ろう付け用ブロックには熱膨張係数の小さなものを用いる（石英埋没材）．

⑤ ろう付け部は**火炎**が届くように十分**露出**させる（V字型の溝を形成する）．

[**ろう付け操作**]

① ろう付け面の**ワックス**を完全に除去する．

② ろう付け部以外の部分には，**アンチフラックス**を塗布する．

③ 流ろう面に**フラックス**を塗布する（**酸化防止**，酸化膜の除去）．

④ ろう付け用ブロック全体を**加熱**して流ろうを容易にする．

⑤ ろう付け時の炎は，**還元炎**を用いる．

⑥ ろう付け終了後は，室温まで**徐冷**して取り出す．

⑦ 大型のブリッジではろう付け箇所をできるだけ**少なく**する．

## 2）陶材焼付金属ブリッジのろう付けの種類

陶材焼付金属ブリッジのろう付けには，ろう付けを行うタイミングによって2つの方法がある．

- **前ろう付け法**：鋳造後，陶材を焼き付ける前のメタルフレームどうしをろう付けする方法．ろう材・合金の融点と陶材の焼成温度の関係は，**陶材の焼成温度＜ろう材の融点＜メタルフレームの合金の融点**，となる．

- **後ろう付け法**：陶材焼成後にろう付けを行う方法．ろう材・合金の融点と陶材の焼成温度の関係は，**ろう材の融点＜陶材の焼成温度＜メタルフレームの合金の融点**，となる．

# 3．溶接法と鋳接法

## 1）溶接法

レーザー溶接やスポット溶接などがある．

レーザー溶接は，レーザービームを用いて母材どうしまたは母材とろう材を結合する方法．

[**ろう付け法と比較したレーザー溶接の利点**]

① 母材と**同組成**の金属をフィラーメタルとして使用するので，口腔内での**化学的安定性**に優れている．

② 局所的な**小範囲**での接合が可能なため，**前装材料**に悪影響を及ぼさない．

③ ろう付け法のように全体的に**酸化**されることがない．

④ 埋没作業が不要なため，**作業用模型**上での溶接も可能である．

## 2）鋳接法

アタッチメントなどの合金製作物をワックスパターンに連結し，一塊に**埋没**，**鋳造**することで，機械的な嵌合によって連結する方法．

フラックスを用いることで，ぬれ効果と流動性を促進することもできる．

前ろう付け法，後ろう付け法の詳細については8章を参照．

ろう付け法の場合，母材も広範囲に加熱するため，前装材料に悪影響を及ぼしたり，金属が全体的に酸化されたりする可能性がある．

## ◯ 模型上での調整

鋳造後，作業用模型上で各部の確認・調整を行う．

① **外面の調整**：ワックスパターンの外形が再現できているかどうかを確認する．鋳造欠陥による各部の欠陥や細部の再現不良がみられる場合は，再製作する．

② **内面の調整**：埋没時の気泡による突起や歯型隅角部の再現不良があるため，歯型への試適前に拡大鏡を用いて精査する．鋳造冠の内面は $50\,\mu$m のアルミナブラスト処理を行う．

③ **辺縁部の調整**：オーバーハングしている部分はカーボランダムポイントなどで除去する．逆に辺縁部がアンダーになっている場合は，再製作する．

④ **隣接面の調整**：ワックスパターン形成時には隣接面接触強さを少し強めに製作しているため，模型上で接触点の大きさや強さを調整する．目安として咬合紙（$30\sim40\,\mu$m）を隣接面に挟んで模型上で破れずに引き抜ける程度に調整する．

⑤ **咬合面の調整**：咬頭嵌合位での接触状態を咬合紙で確認し，色が強くついた咬合干渉部位をカーボランダムポイントなどで削合，調整する．

## P 研 磨

### 1. 意義と目的

① 歯冠補綴装置表面の凹凸部に**食物残渣**や**デンタルプラーク**などが付着するのを防ぐ．

② 軟組織に対する機械的刺激をなくし，異物感を少なくして粘膜の損傷を防ぐ．

③ 舌感をよくし，咀嚼，発音などが円滑に行えるようにする．

④ 審美性をよくし，変色や着色を防ぐ．

### 2. 方 法

#### 1）機械研磨

##### （1）金属冠（鋳造冠）の研磨

① **スプルーの切断と粗研磨**：カーボランダムディスクなどでスプルーを切断後，カーボランダムポイント，タングステンカーバイドバー，ペーパーコーンなどで概形の修正と粗研磨を行う．

② **中研磨**：歯冠形態にあった**シリコーンポイント・ホイール**などを用い

> 研磨は粗いものから細かいものへ，順次行う．

> スプルーをニッパーなどで無理やり切断すると修復物全体が歪むことがあるので，ディスクなどを用いる．

て表面の修正，微細な傷の削除を行う．

③ **仕上げ研磨**：切削性のある研磨器具は用いず，バフにつや出し材をつけて研磨する．

### (2) 歯冠用硬質レジンの研磨

① **粗研磨**：カーボランダムポイント，タングステンカーバイドバーなどで，形態修正と粗研磨を行う．

② **中研磨**：レジン専用シリコーンポイントで研磨した後，硬毛ブラシに磨き砂をつけて研磨する．

③ **仕上げ研磨**：バフやシャモア，フェルトホイールにつや出し材をつけて行う．

### (3) 陶材の研磨

① **粗研磨**：ダイヤモンドポイントやカーボランダムポイントなどを用いて，注水下で形態修正と粗研磨を行う．

② **中研磨**：シリコーンホイールなどを用いて，注水下で行う．

③ **つや出し焼成（グレージング）**：研磨終了後，超音波洗浄を行った後，陶材の最終焼成温度よりわずかに高い温度で大気焼成して表面をガラス状に仕上げる．

④ **仕上げ研磨**：バフにつや出し材をつけるか，陶材専用のシリコーンポイント・ホイールを用いて行う．

## 2）電解研磨（化学研磨）

研磨する合金（ニッケルクロム合金やコバルトクロム合金）をアノード，対極をカソードとし，合金表面を析出させて平滑にする方法．先に機械研磨を行うと有効である．

注水しながら使用すると，発熱が抑えられ，クラック防止になる．

## Q 試適，仮着，合着

# 1．試 適

## 1）試適の目的

製作された歯冠補綴装置を支台歯に合着する前に，口腔内で試しに装着してみることを試適という．歯冠補綴装置が口腔機能・審美性の回復のために必要な要件を満たしているかどうかを口腔内で確認し，必要に応じて試適後に形態，色調などを調整する．

## 2）診察・検査項目

① **適合状態**：辺縁部に過不足がないかどうかは，鋭利な探針などを用いて確認する．また内面の適合性は，適合検査材（ホワイトシリコーンなど）を用いて，支台歯と均一に適合しているかを診査する．

② **隣接面接触関係**：コンタクトゲージ（50，110，150μmの薄い金属板）

やデンタルフロスなどを用いて，隣接面接触強さが適切かどうかや，接触域が十分回復されているか，鼓形空隙の状態などを確認する．

③ **咬合関係**：咬頭嵌合位や偏心咬合位で，咬合紙（30〜40 $\mu$m のカーボン紙）やブラックシリコーンなどを用いて咬合干渉がないかを確認し，調整を行う．

④ **審美性**：色調，形態が隣在歯や口唇，顔貌と調和しているか，患者の要望を満たしているかを確認する．

⑤ **排列関係**：歯列全体と調和し，舌感に異常がないか，発音に障害がないかを確認する．

⑥ **歯周組織との関係**：辺縁部の歯周組織が圧迫を受けたり，損傷が及んだりしていないか，また頰舌的豊隆が隣在歯と調和しているかなどを確認する．

## 2. 仮　着

完成した歯冠補綴装置は，必要に応じて仮着を行う．一定期間口腔内にて仮装着することで，咀嚼運動，発音機能，審美性など，試適だけでは判定できない事項の確認を行う．

### 1）仮着時の確認事項
① 咬合状態
② 歯周組織との親和性
③ 清掃性
④ デンタルプラークの付着状況
⑤ 舌感
⑥ 審美性

### 2）仮着時の注意点
① 仮着期間は通常1〜2週間程度であるが，目的に応じてより長期間行うこともある．
② 撤去時に辺縁部を損傷させないよう，ワックスアップ時にリムーバルノブを付与する（辺縁部より2〜3mm上方で，舌感に影響しない部位）．
③ 仮着中の脱離を防ぐため，粘着性の食品摂取は避けるよう指導する．
④ ポーセレンジャケットクラウンなど，脆性材料でできた歯冠補綴装置は，破損の恐れがあるため通常は仮着を行わない．

### ［仮着材の要件］
- 咀嚼などにより脱離しない
- 必要に応じて撤去できる
- 撤去後の歯冠補綴装置内面や歯面の清掃が容易である
- 歯髄や歯周組織に為害作用がない

表5-4 合着材・接着材の種類

| 種類 | 特徴 |
|---|---|
| レジンセメント | ・4-META系，リン酸エステル系などの種類がある<br>・歯質や金属，セラミックスに対する接着力がある<br>・特にオールセラミッククラウンなどに，一般的に使用されている |
| リン酸亜鉛セメント | ・古くから合着材として利用されている<br>・嵌合抗力により歯冠補綴装置を支台歯に維持する<br>・硬化後の除去が容易である |
| ポリカルボキシレートセメント | ・歯質と金属に対して特異的な接着力がある |
| グラスアイオノマーセメント | ・歯髄への刺激性が少ない<br>・化学的に接着する |

## 3. 合　着

試適・仮着によって問題ないことが確認できたら，歯冠補綴装置の支台歯への最終的な合着を行う．

### 1）合着の流れ

① 歯冠補綴装置内面および支台歯の清掃，消毒，乾燥を行う．

② 支台歯周囲の防湿を行う．

③ 合着材を練和し，歯冠補綴装置内面へ注入する．

④ 歯冠補綴装置を支台歯に挿入して圧着し，適合を確認する．

⑤ 木片やロールワッテなどを介して持続的に加圧し，歯冠補綴装置の浮き上がりを防ぐ．

⑥ 合着材の硬化後，余剰セメントを除去する．

⑦ 咬合接触状態，隣接面接触状態などを確認する．

### 2）合着材の種類

支台歯への合着・接着に使用される材料を表5-4に示す．

## R　レジン前装

## 1. 前装部の形態

### 1）前装部の形態

外観に触れる部分はすべてレジンにより回復するが，レジンは機械的性質，耐摩耗性などが劣るため，隣在歯や対合歯と接触，滑走する部分は金属で回復する（図5-7）．近年，材料の進歩により，金属部分を少なくする設計が可能となっている．

### 2）維持形態，接着方法

レジンは重合するだけでは金属と結合しないので，機械的維持と化学的

レジン前装冠は前装用レジンと金属を機械的に維持するための装置が必要である．そのため，専用金属に化学的に陶材が焼き付く陶材焼付金属冠とはメタルフレームの形態が異なる．

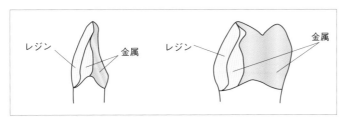

図5-7　前装部の形態

表5-5　前装用レジンの種類

|  | 種類 | 役割，築成法 |
|---|---|---|
| 基本的なレジン二層築盛で使用するレジン | オペークレジン | ・金属色を遮断し，色調の下地をつくる<br>・リテンションビーズのアンダーカット部まで確実に塗布し，必要最小限の厚さになるよう築盛，重合を数回行う |
|  | デンティン色レジン<br>（ボディ色レジン） | ・歯冠部の色調を再現する<br>・歯冠の歯頸部寄りの約2/3は完成時と同一形態とし，切縁にかけて徐々に薄くなるように築盛する． |
|  | エナメル色レジン<br>（インサイザル色レジン） | ・切縁部の色調を再現する<br>・歯冠の切縁寄り1/3に薄く築盛する |
| 必要に応じて築盛するレジン | トランスルーセント色レジン | ・切縁部の透明感を再現する |
|  | サービカル色レジン | ・歯頸部の色調を再現する |

※レジンの名称や構成はメーカーにより異なる
※さまざまな色調を再現するため，シェードガイドに合わせた色調がそれぞれ用意されている

維持（接着）を併用する．

#### （1）機械的維持

前装部の金属表面にアンダーカットを付与し，その嵌合力によってレジンを維持する．一般的にはリテンションビーズが用いられ，バー，おろし金，ループなどもある．

#### （2）微小維持

機械的維持装置が付与された前装面にアルミナブラスト処理を行うことで，表面に微細な凹凸を形成して接着面積を増加させる．接着阻害因子を除去する効果もある．

#### （3）接着処理

金属表面に金属接着プライマーを塗布する方法が主流．金属接着プライマーには合金との接着に有効な機能性モノマーが添加されており，使用合金に適したプライマーを選択する．

## 2. 前装材の種類

前装用レジンの種類と築成法を表5-5に示す．

## S 陶材の築盛，焼成

### 1．陶材の種類

#### 1）焼成温度による分類

陶材は焼成温度の違いにより，高融陶材（1,300℃以上），中融陶材（1,101～1,300℃），低融陶材（850～1,100℃）の3種類に大別され，陶材焼付金属冠にはこのうち低融陶材が使用される

**[低融陶材の種類]**

① 金属焼付用陶材

② 耐火模型上で焼成するインレー，アンレー，ラミネートベニア用の陶材

③ オールセラミッククラウン外装用陶材：アルミナやジルコニアなどの高強度セラミックスのコーピングの上に築盛・焼成するもの

このうち①と③は，熱膨張率がコーピング（陶材焼付用合金，高強度セラミックス）に近似するように調整されている．

#### 2）前装用陶材の種類

前装用陶材の種類と築成法を図5-8，表5-6に示す．

高融陶材は義歯用の既製陶歯などに使用される．中融陶材にはポーセレンジャケットクラウンのコア材として用いられるアルミナ陶材などがある．

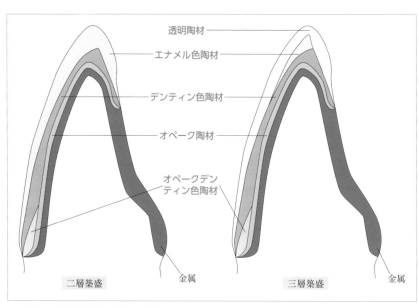

透明陶材
エナメル色陶材
デンティン色陶材
オペーク陶材
オペークデンティン色陶材
二層築盛　　金属　　三層築盛　　金属

図5-8　陶材の基本的築盛方法

表5-6　前装用陶材の種類

| 種類 | 役割，特徴 | 築成法 |
|---|---|---|
| オペーク陶材 | ・金属色を遮断し，色調の下地となる<br>・合金と陶材を焼き付ける役割をもつ<br>・粉液タイプのものとペーストタイプのものがある | ・金属色を遮断すると同時に，可及的に薄い層となるよう数回に分け築盛，焼成する<br>・初回は十分にコンデンスを行う |
| オペークデンティン色陶材<br>（サービカル色陶材） | ・歯頸部付近など，陶材層の薄い部分の色調を再現する<br>・デンティン色陶材より不透明<br>・ポンティックの基底部にも使用できる | ・オペーク陶材焼成後，歯頸部から歯冠1/4までの範囲を，切縁方向に向かって移行的に築盛，焼成する |
| デンティン色陶材<br>（ボディ色陶材） | ・歯冠部（象牙質）の色調を再現する | ・いったん最終的な形態，大きさまで築盛し，コンデンスを行う<br>・その後，切縁から歯冠の2/3ぐらいまでの範囲でカットバックを行う |
| エナメル色陶材<br>（インサイザル色陶材） | ・歯冠部（エナメル質）の色調を再現する<br>・二層築盛の場合は切縁部にも使用する | ・切縁から歯冠1/3の範囲に，徐々に薄くなるよう築盛する |
| 透明陶材<br>（トランスルーセント色陶材） | ・切縁部（エナメル質）の色調を再現する<br>・エナメル色陶材より透明度が高く，歯表層の透明感を再現できる | ・切縁から歯頸部にかけて，唇側全体に少し大きめに築盛する |
| 着色用陶材<br>（ステイン） | ・最終的な色調を微調整するため，陶材表面を着色する<br>・さまざまな色調がある | ・つや出し焼成（グレージング）前に記録した色調と比較し，必要な色調を塗布する |
| マージン陶材 | ・カラーレス（ポーセレンマージン）の陶材焼付金属冠の辺縁部に使用する | |
| 修正用陶材<br>（リペア陶材） | ・つや出し焼成（グレージング）時に，ごく少量の不足を修正するために使用する | |
| グレージングパウダー | ・つや出し焼成（グレージング）時に粗糙な陶材表面を滑沢にする | |

※陶材の名称や構成はメーカーにより異なる
※さまざまな色調を再現するため，各種の色調（シェード）がそれぞれ用意されている

## 2. 陶材の築盛法

### 1）陶材築盛時の注意点

① 粉塵の飛散していない綺麗な部屋で行う．

② 適切なコンデンスを行う．

③ 陶材の水分量を一定に保つ．

### 2）各種陶材の基本的築盛方法

各種陶材の基本的な築成法については表5-6を参照．

## 3. コンデンスの意義

水分を含んだ陶材に振動を与えて陶材粒子を凝集させる作業をコンデンスという．コンデンスには振動法，スパチュラ法，軽打法がある．

[コンデンスの目的]
① 焼成収縮を少なくする.
② 焼成後の陶材の強度を高める.
③ 陶材中への気泡の混入を防止し，透明度を高める.

## 4. 陶材の焼成

① 粉末粒子の表面を融解・融着させてガラス質の焼結体をつくる.
② 陶材焼成炉を用いて焼成を行うが，焼成温度は陶材の種類やメーカーにより異なる.
③ 焼成は真空中で行い（真空焼成），つや出し焼成（グレージング）のみ大気中で行う.

## T クラウンの不具合の原因

クラウンが適合不良になる理由を表5-7に，咬合が高くなる理由を表5-8に示す.

表5-7　クラウンが適合不良になる原因

| | | 原因 |
|---|---|---|
| チェアサイドの原因 | | 支台歯形成の不備：軸面・咬合面・辺縁部・隅角部の形態が不適切，対合歯とのクリアランス不足など |
| | | 印象採得の不備：印象の変形，不明瞭な印象など |
| | | プロビジョナルレストレーションの不備：プロビジョナルレストレーションの未装着や破損・脱離の放置による支台歯の破折や移動 |
| ラボサイドの原因 | 作業用模型製作時 | 石膏注入時の不備：不正確な混水比，練和不足，気泡の埋入など |
| | | 印象材に塗布した界面活性剤の残存による石膏表面性状の劣化 |
| | | 印象材の模型への埋入 |
| | | 作業用模型の変形 |
| | | 分割操作時の歯型の破損 |
| | | 歯型トリミングの不足や過剰 |
| | クラウン製作過程 | ワックスパターン形成時の不備：内面のしわ，隣接面の変形，咬合面収縮による辺縁の浮き上がり，辺縁の不良，歯型から撤去するときの変形など |
| | | 埋没時の不備：埋没時の気泡埋入，リングライナーの条件・埋没材の種類が不適切など |
| | | 鋳造時の不備：鋳型温度・鋳込み温度・鋳型の冷却法などが不適切，鋳肌あれなど |

表5-8　クラウンの咬合が高くなる原因

| | | 原因 |
|---|---|---|
| **チェアサイドの原因** | 印象採得の不備 | |
| | 咬合採得の不備 | |
| | プロビジョナルレストレーションの不備 | |
| **ラボサイドの原因** | 作業用模型製作時 | 石膏注入時の気泡埋入→作業用模型の突起 |
| | | 作業用模型の変形 |
| | 咬合器装着時 | 咬合器の機構による下顎運動の再現性の差 |
| | | 咬合器装着方法の違い |
| | クラウン製作過程 | ワックスアップ時の不備による咬合関係の不良 |
| | | 埋没時の気泡埋入 |

# 一問一答

## A 臨床ステップの概要

問**1** レジン前装冠の製作順序は

答**1** ①歯冠形態のワックスアップ
②前装部の窓開け
③前装部維持装置の付与
④埋没，鋳造，研磨
⑤メタルコーピングの調整
⑥前装部の接着処理
⑦前装材築盛，重合
⑧前装部形態修正
⑨研磨

問**2** 陶材焼付金属冠の製作順序は

答**2** ①歯冠形態のワックスアップ
②前装部の窓開け
③埋没，鋳造
④メタルコーピングの調整
⑤加熱処理（ディギャッシング）
⑥陶材の築盛，焼成
⑦前装部の形態修正
⑧ステイニング，グレージング
⑨金属部の研磨

## B 印象採得

問**3** 印象材の取扱いで注意することは

答**3** ①唾液，血液，食物残渣などは，水洗し印象面から除去しておく
②模型材注入は放置せずに早く行う
③模型材注入は，気泡を閉じ込めないように注意する
④模型材の注入前・注入時・硬化中には，印象材に外圧を加えたり，極端な温度・湿度の変化がないようにする
⑤模型材が完全硬化するまでは印象から撤去しない

問**4** クラウン・ブリッジ製作のための概形印象に使用する印象材は

答**4** アルジネート印象材

問**5** クラウン・ブリッジ製作のための精密印象に使用する印象材は

答**5** ①寒天印象材
②シリコーンゴム印象材
③ポリエーテルゴム印象材
　などの弾性印象材

問**6** 超硬質石膏を注入するのに適切な印象材は

答**6** ①シリコーンゴム印象材
②ポリエーテルゴム印象材

問**7** 光学印象に用いられる装置は

答**7** 口腔内スキャナー

問**8** 答**7**が取得するのは

答**8** 3次元画像データ

## C 研究用模型

問**9** 研究用模型の歯科技工サイドでの使用目的は

答**9** ①個人トレーの製作
②個歯トレーの製作
③プロビジョナルレストレーションの製作
④術後予測模型（セットアップモデル）の製作

## D 印象用トレー

問 **10** 印象用トレーの種類は

答 **10** ①既製トレー
②個人トレー
③個歯トレー

解説 個歯トレーは単独では用いない.

問 **11** 印象用トレーを使用する目的は

答 **11** ①印象材を口腔内に運ぶ
②印象材の変形を防ぐ
③硬化した印象材を口腔外に取り出す

問 **12** 印象用トレーのうち，金属で製作されるのは

答 **12** 既製トレー

解説 プラスチック製の製品もある.

問 **13** 個人トレーとは

答 **13** 研究用模型から製作される自家製のトレー

問 **14** 個人トレーの利点は

答 **14** 支台歯や歯列との間隙を一定にして，歯列や口腔内形態に一致させるため，安定性が高く精密な印象が採得できる

問 **15** クラウン・ブリッジで個人トレーを用いる場合に使用する印象材は

答 **15** 主にゴム質印象材

問 **16** 個人トレーの製作に主に用いられる材料は

答 **16** 常温重合レジン

解説 合成樹脂板を加熱・加工して製作されることもある.

問 **17** 個歯トレーとは

答 **17** 支台歯または窩洞を1歯単位で印象するためのトレー

問 **18** 個歯トレーを用いた印象採得の手順は

答 **18** ①個歯トレーで支台歯を印象採得する
②その上から既製トレーや個人トレーによって全体の印象採得を行う

## E 支台築造

| | |
|---|---|
| 問 **19** 築造体（ポストコア）とは | 答 **19** 欠損部を金属あるいは成形充塡材などで補って，支台歯形態を完成させたもの |
| 問 **20** 築造体とクラウンを別々に製作するのではなく，一体として製作したものを何というか | 答 **20** 継続歯（ポストクラウン） |

問 **20** への補足：

> **解説** 現在では築造体を製作してからその上にクラウンを製作するのが一般的であり，継続歯はほとんど用いられない．

問 **21** ポストクラウンと比較した前歯部支台築造の利点は

答 **21**
① 補綴装置の破折 などに対して 再製作 が容易である
② 再製作 にあたって ポスト部を撤去 しなくてよいため，歯根の破折 などの危険性が少ない
③ ポストクラウンでは困難な 装着方向の修正 が可能である
④ ブリッジでは 支台歯間の平行性 を容易にとることができる
⑤ 歯軸方向の修正 がある程度可能なため，審美的 に有利である

問 **22** 前歯部メタルコアに使用される金属は

答 **22** 金銀パラジウム合金や14k金合金などが一般的

> **解説** 前歯部メタルコアでは，歯冠修復物全体の維持を根管内のポスト部分に頼っている．そのため，使用金属には咬合力に耐えられるだけの硬さが必要である．

問 **23** 臼歯部支台築造の維持の主力となる根管は

答 **23** 上顎大臼歯：舌側根
下顎大臼歯：遠心根

問 **24** 根管の方向が異なる場合のメタルコアの製作法は

答 **24** 分割法

問 **25** 臼歯部メタルコアに使用する金属の強度は（前歯部と比較して）

答 **25** 前歯部ほどの強度は必要ない

> **解説** 前歯部の咬合力が歯軸に対して側方力であるのに対し，臼歯部では咬合力が垂直であるため，必要な強度は小さい．そのため，銀合金が使用されることもある．

問 **26** 前歯部メタルコアの製作順序は

答 **26** ①歯冠形態の回復
②唇側の形態の採得
③唇側・舌側のワックスの除去
④スプルー線の植立
⑤埋没・鋳造
⑥研磨・完成

問 **27** 臼歯部メタルコアの製作順序は

答 **27** ①メタルコアのワックスアップ
②スプルー線の植立
③埋没・鋳造
④研磨・完成

問 **28** ファイバー補強レジンコアとは

答 **28** レジンコアをガラス繊維（ファイバーポスト）で補強したもの

問 **29** ファイバー補強レジンコアの製作に用いられる材料は

答 **29** ①既製のファイバーポスト
②築盛用コンポジットレジン

問 **30** ファイバー補強レジンコアの製作順序は

答 **30** ①ファイバーポスト部の試適
②築盛用コンポジットレジンの注入
③形態修正・完成

---

## F プロビジョナルレストレーション（テンポラリークラウンとブリッジ）

問 **31** プロビジョナルレストレーションとは

答 **31** 支台歯形成が終了して最終的な補綴装置が装着されるまでの間，一時的に装着する仮の補綴装置

問**32** プロビジョナルレストレーションの目的は

答**32** ①[外来刺激]の遮断（[歯髄]の保護）
②歯質の[破折防止]
③支台歯の[移動]防止
④[口腔機能]の維持
⑤[審美性]の維持
⑥[歯周組織]の保護
⑦支台歯の[汚染]防止
⑧[歯肉増殖]の防止

問**33** プロビジョナルレストレーションの既製品の種類は

答**33** アルミキャップ，既製樹脂冠など

問**34** プロビジョナルレストレーションを個々に製作する場合の材料は

答**34** ①常温重合レジン（常温重合レジンのみあるいは既製レジン歯と併用）
②コンポジットレジン
③金属

問**35** 常温重合レジンのみを用いたプロビジョナルレストレーションの製作順序は

答**35** ①ワックスアップ（歯冠形態の回復）
②作業用模型の印象
③印象の修正
④印象に常温重合レジンを満たす
⑤常温重合レジンの圧接と固定
⑥硬化した常温重合レジンの取り出しと，バリの除去
⑦研磨・完成

## G 色調選択

問**36** 色調選択とは

答**36** 補綴装置の製作にあたって，歯の色調を正確に再現するため，歯の色を測定・評価すること

問**37** シェードガイドとは

答**37** 歯の代表的な色調に分類された色見本

問**38** 色調選択の方法は

答**38** ①シェードガイドと歯を比較する
（視感比色法）
②器械による測定

## H 作業用模型

問**39** 作業用模型とは

答**39** 歯冠修復物を口腔外で製作するために，口腔内の状態を口腔外に再現した模型

> **解説** 作業用模型は，支台歯，歯列，欠損部，軟組織や，その他の口腔内の形態を正確に再現したものでなければならない．

問**40** 作業用模型の構成は

答**40** ①歯型（支台歯形態を再現した模型）と歯を含む歯列模型
②対合歯列模型
③咬合器

問**41** 作業用模型の要件は

答**41** ①歯型が正確である
②歯型と歯列模型との位置関係および歯型どうしの位置関係が正確である
③歯列模型と対合歯列模型が正確である
④咬合関係が正確に再現されている
⑤製作と作業が簡便である

問**42** 作業用模型の種類は

答**42** ①歯型固着式模型（単一式模型）
②歯型可撤式模型
③副歯型式模型

問**43** 歯型固着式模型（単一式模型）とは

答**43** 歯型と歯列模型が一体になっている作業用模型

問**44** 歯型固着式模型の利点は

答**44** 歯型と歯列模型の位置関係がくるわない

| 問 **45** 歯型固着式模型の欠点は | 答 **45** 隣接面部の形成が難しい |
|---|---|
| 問 **46** 歯型固着式模型は何の製作に用いられることが多いか | 答 **46** 隣接面接触のない支台築造体 |
| 問 **47** 歯型可撤式模型とは | 答 **47** 歯型が歯列模型から着脱可能なように製作された作業用模型 |
| 問 **48** 歯型可撤式模型のうち，ダウエルピンなどを用いて製作したものを何というか | 答 **48** 分割復位式模型 |

問 **49** 歯型可撤式模型の製作法の種類は

答 **49**
①歯型のみを製作した後，印象内に歯型を戻して作業用模型を製作する方法
②石膏注入後に歯型のみを両隣接部で分割して，ダウエルピンを利用して歯型が着脱できるようにする方法
③ダイロックトレーやチャネルトレーなどを使用する方法

> 解説 ②，③の方法により製作された歯型可撤式模型を分割復位式模型とよぶ．

問 **50** 副歯型式模型とは

答 **50** 歯型のみの模型と歯型固着式模型の両方を用いる作業用模型

問 **51** 副歯型式模型を用いた補綴装置の製作順序は

答 **51**
①補綴装置の内面とマージンを歯型のみの模型で製作する
②歯型固着式模型に戻し支台歯相互・隣在歯・対合歯との関係を調整する

問 **52** 副歯型式模型の利点は

答 **52**
①歯型固着式模型と歯型可撤式模型の利点だけを利用するため，きわめて正確な補綴装置の製作が可能
②すべてのクラウン，ブリッジの製作に応用できる

5

クラウンとブリッジの製作

| 問 **53** 副歯型式模型では，歯型の精度と歯型固着式模型の精度は | 答 **53** 全く同じである必要がある |
|---|---|

| 問 **54** 歯型可撤式模型のうち，ダウエルピンを使用した分割復位式模型の利点は | 答 **54** ①歯型と歯列模型を分離することが可能<br>②一度の印象採得で製作でき，製作が簡便 |
|---|---|

| 問 **55** 歯型可撤式模型のうち，ダウエルピンを使用した分割復位式模型の欠点は | 答 **55** 副歯型式模型に比較して，歯型と歯列模型の位置関係がくるいやすい |
|---|---|
| 問 **56** 歯型のトリミングとはどのような作業か．またその目的は | 答 **56** 支台歯周囲の歯肉部石膏を削除して辺縁を明確にする操作で，ワックスパターン製作時の操作性をよくするために行う |
| 問 **57** 歯型のトリミングに用いる器具は | 答 **57** バー，カッターなど |
| 問 **58** 歯型のトリミングにおける注意点は | 答 **58** 歯型，特に辺縁の形態を傷つけないように，注意深く歯肉部の石膏を削除する |
| 問 **59** 歯型の辺縁形態とは | 答 **59** 支台歯歯頸部および歯冠修復物の辺縁部の形態のこと |
| 問 **60** 全部金属冠に用いられる辺縁形態は | 答 **60** ①フェザーエッジ<br>②ナイフエッジ<br>③シャンファー |
| 問 **61** 前装冠に用いられる辺縁形態は | 答 **61** ①シャンファー<br>②ショルダー<br>③ベベルドショルダー |
| 問 **62** ジャケットクラウンに用いられる辺縁形態は | 答 **62** ショルダー |

## I 咬合器装着

問**63** 咬合器に作業用模型を装着する場合の注意点は

答**63** ①咬合器の部品 が全部揃っているかを確認する
②咬合器の ガタつき や，調節するところが 正しい位置になっているか を確認する
③模型の咬合面に 気泡 や 余剰石膏 がついていないか確認する
④装着に用いた石膏の余剰 は確実に除去しておく
⑤歯列 や 歯型 に 石膏 が付着しないようにする
⑥石膏が硬化する までは，移動 したり 手を触れ たりしない

問**64** 咬合採得の目的は

答**64** 口腔内（生体）における上顎に対する下顎の三次元的位置関係を記録材を用いて採得し，記録材を介して上下模型を咬合させることで，模型を生体と同じ位置関係で咬合器に装着する

問**65** 咬合採得時の記録材として使用される材料は

答**65** ①軟化したバイトワックスやパラフィンワックスなど
②シリコーンゴムやポリエーテルゴムなど

## J クラウンに与える咬合

問**66** 上下顎前歯の被蓋関係によって下顎運動が誘導されることを何というか

答**66** アンテリアガイダンス

問**67** 臼歯部クラウンにおいて，咬合力が長軸方向にかかるように付与する接触関係は

答**67** 頬舌的：ABCコンタクト
　　　近遠心的：クロージャーストッパー，イコライザー

> **解説** クロージャーストッパーは上顎咬頭の遠心斜面と下顎咬頭の近心斜面の接触点，イコライザーは上顎咬頭の近心斜面と下顎咬頭の遠心斜面の接触点である．

問**68** ABCコンタクトに関与する咬頭は

答**68** Aコンタクト：上顎頬側咬頭内斜面と下顎頬側咬頭外斜面
　　　Bコンタクト：上顎舌側咬頭内斜面と下顎頬側咬頭内斜面
　　　Cコンタクト：上顎舌側咬頭外斜面と下顎舌側咬頭内斜面

# K　ワックスパターン形成（ワックスアップ）

問**69** ワックスパターン形成（ワックスアップ）に使用するワックスは

答**69** 間接法用インレーワックス

問**70** ワックスパターン形成（ワックスアップ）法の種類は

答**70** ①軟化圧接法
②ディッピング法
③盛り上げ法
④彫刻法
⑤ワックスコーンテクニック（ドロップオンテクニック）

問**71** 軟化圧接法とは

答**71** インレーワックスを均一に軟化し，歯型に手指で圧接した後，過剰部を削って形態を整える方法

問**72** 軟化圧接法でワックスを軟化させる温度は

答**72** 約50℃

問 **73** 軟化圧接法の利点は

答 **73** 寸法変化が小さい

> **解説** 軟化温度がほかの方法に比べて小さいため，ワックスパターンの収縮が小さい（0〜0.2％）.

問 **74** 軟化圧接法の欠点は

答 **74** ワックスパターン内面にしわができやすい

問 **75** 軟化圧接法は主に何に応用されるか

答 **75** 内側性窩洞のインレー

問 **76** ディッピング法とは

答 **76** 融解したインレーワックス中に歯型を浸して引き上げ，ワックスの薄層を積層させる作業を繰り返す方法．ワックスの厚みが増したら，彫刻して形態を整えて完成させる

問 **77** ディッピング法の別名は

答 **77** 浸漬法

問 **78** ディッピング法の利点は

答 **78** 作業が簡単で比較的短時間で仕上がる

問 **79** ディッピング法の欠点は

答 **79** ①ワックスの融解温度に注意しないと常に均一なワックスの層が得られない
②ワックスの融解温度と冷却した室温との温度差により，収縮が大きくなる（0.4〜0.6％）

問 **80** 盛り上げ法とは

答 **80** 融解したインレーワックスを，適切なインスツルメント（形成器）を用いて少量ずつ歯型に盛り上げ，形態を整えていく方法

問 **81** 盛り上げ法で硬化収縮による変形を防ぐための注意点は

答 **81** 先に盛り上げたワックスの硬化を待ってから，次のワックスを少量追加するようにし，ワックスパターン全体の温度上昇をできるだけ抑制する

| 問 82 | 彫刻法とは | 答 82 | 軟化圧接法，ディッピング法，盛り上げ法の3つの方法で歯型上に盛り上げたワックスの形態を，カービングナイフなどを用いて整える方法 |

| 問 83 | 彫刻法の注意点は | 答 83 | ①部位や用途に応じてインスツルメントを使い分ける<br>②ワックスパターンの変形を防ぐため，彫刻時に大きな力を加えないようにする |

| 問 84 | ワックスコーンテクニック（ドロップオンテクニック）とは | 答 84 | 歯冠を構成する各部位を分解して，その要素ごとにワックスアップをしていく方法 |

| 問 85 | ワックスコーンテクニックは主にどのような場合に用いられるか | 答 85 | 機能的な咬合面形態を形成する場合 |

| 問 86 | ワックスコーンテクニックの利点は | 答 86 | ワックスパターンの変形が生じにくい |

解説 少量のワックスを盛り上げていくため，ワックスの内部応力の残留が少なく，変形しにくい.

| 問 87 | ワックスコーンテクニックによる咬合面形態形成の手順は | 答 87 | ①各咬頭の位置と高さの決定<br>②軸面の隆線の形成<br>③固有咬合縁（フィッシュマウス）の形成<br>④咬合面の三角隆線の形成<br>⑤咬合面の溝や副隆線の形成 |

## L 埋 没

| 問 88 | 口腔内に試適後の撤去作業時にリムーバーをかけるための撤去用突起は | 答 88 | リムーバルノブ |

問89 答88をワックスパターンに付与する際の注意点は

答89 舌や口腔粘膜を傷つけず，咬合に影響のない辺縁部寄りに下方向に付与する

問90 スプルー線に用いられる材料は

答90 ワックス，レジン，金属線など

問91 スプルー線の植立位置と方向は

答91 **植立位置**：咬合関係への影響が少ない肉厚部（非機能咬頭外斜面など）
**方向**：歯軸に対して斜め上方向

問92 スプルー線植立時の注意点は

答92 熱せられた金属スプルーやインスツルメントなどにより，ワックスパターンが変形しないようにする

問93 鋳造リング内にワックスパターンを植立する際の注意点は

答93 鋳造リング内のほぼ中央に植立し，埋没材の厚みを十分に確保する

問94 鋳造リングの底からワックスパターンまでの距離は

答94 6〜8 mm

問95 エアベントとは

答95 鋳造時に空気を逃がすための通気孔

問96 エアベントの種類は

答96 ①オープンベント
②ブラインドベント

解説 ワックスパターンと外気が直接連結されているかによって分類される.

問97 ワックスパターンに界面活性剤を塗布する目的は

答97 ワックスパターン表面を親水性にし，埋没時の気泡付着による鋳造欠陥（突起）を防止する

問98 鋳造リングの内面にリングライナーを裏装する目的は

答98 ①鋳造後の埋没材撤去作業を容易にする
②埋没材が自由に膨張できるようにする

## M 鋳造作業

問**99** 鋳造法の種類は

答**99** ①遠心鋳造法
②加圧式鋳造法
③減圧（吸引）鋳造法

解説 減圧（吸引）鋳造法はほかの方法と併用して用いられる．加圧式鋳造法と減圧（吸引）鋳造法を併用した吸引加圧鋳造機は鋳造効率が高い．

## N 連 結

問**100** ブリッジの固定性連結方法の種類は

答**100** ①ワンピースキャスト法
②ろう付け法
③溶接法

問**101** 連結部の要件は

答**101** ①十分な強度をもつ
②耐食性に優れる
③解剖学的形態をなるべく損なわない

問**102** ろう付け法と比較したワンピースキャスト法の利点は

答**102** ①技工操作が簡単
②連結部の強度が高い
③連結部の耐食性に優れる
④ワックスアップ時に形態や厚みを調整できる

問**103** ろう付け法と比較したワンピースキャスト法の欠点は

答**103** ワックスパターン形成時や埋没操作時の変形や鋳造収縮による寸法変化により，多数歯欠損では適合が悪くなりやすい

問**104** ろう材の所要性質は

答**104** ①母材（支台装置やポンティックの合金）と組成が近似している
②融点が母材よりも100〜200℃低い

問**105** ろう付け間隙はどの程度か

答**105** 0.05〜0.3 mm程度

問**106** 流ろう面にフラックスを塗布する目的は

答**106** ①酸化防止，酸化膜除去
②ぬれ効果と流動性の促進

問**107** ろう付け部以外の部分にアンチフラックスを塗布する目的は

答**107** ろう材が不要な部分に流れるのを防ぐ

問**108** 陶材焼付金属ブリッジのろう付け法の種類は

答**108** ①前ろう付け法
②後ろう付け法

問**109** 前ろう付け法におけるろう材・合金の融点と陶材の焼成温度の関係は

答**109** 陶材の焼成温度＜ろう材の融点＜メタルフレームの合金の融点

> **解説** 前ろう付け法ではろう付け後に陶材焼成を行うため，ろう材の融点が陶材焼成温度よりも低いと，焼成中にろう材が融解してしまう．

問**110** 後ろう付け法におけるろう材・合金の融点と陶材の焼成温度の関係は

答**110** ろう材の融点＜陶材の焼成温度＜メタルフレームの合金の融点

問**111** ろう付け法と比較したレーザー溶接の利点は

答**111** ①母材と同組成の金属をフィラーメタルとして使用するので，口腔内での化学的安定性に優れている
②局所的な小範囲のみにレーザービームを照射するため，前装材料への悪影響がない
③小範囲のみが加熱されるため，全体的な酸化を防げる
④埋没作業が不要なため，作業用模型上でも溶接できる

## O 模型上での調整

問**112** 模型上で確認・調整する部位は

答**112** ①外面
②内面
③辺縁部
④隣接面
⑤咬合面

問**113** 模型上での隣接面接触強さの調整の目安は

答**113** 咬合紙（30〜40μm）を隣接面に挟んで模型上で破れずに引き抜ける程度

## P 研 磨

問**114** 研磨の意義と目的は

答**114** ①表面を滑沢にし，凹凸部に食物残渣やデンタルプラークなどが付着するのを防ぐ
②機械的刺激をなくし，異物感を少なくして軟組織への傷害を防ぐ
③舌感をよくし，咀嚼，発音などが円滑に行えるようにする
④審美性をよくし，変色や着色を防ぐ

問**115** 鋳造冠のスプルーの切断に用いるのは

答**115** カーボランダムディスク

問**116** 鋳造冠の概形修正・粗研磨に用いるのは

答**116** カーボランダムポイント，タングステンカーバイドバー，ペーパーコーンなど

問**117** 鋳造冠の中研磨は

答**117** 表面の修正，微細な傷の削除のために，歯冠形態にあったシリコーンポイント・ホイールなどで細部の研磨を行う．咬合面の小窩・裂溝は小さなバーで修正，微細な部分はブラシで研磨する

問**118** 鋳造冠の仕上げ研磨は

答**118** バフにつや出し材をつけて行う

問**119** 歯冠用レジンの形態修正・粗研磨に用いるのは

答**119** カーボランダムポイント，タングステンカーバイドバーなど

問**120** 歯冠用レジンの中研磨は

答**120** レジン専用シリコーンポイントで研磨後，硬毛ブラシに磨き砂をつけ湿潤状態で行う

問**121** 歯冠用レジンの仕上げ研磨は

答**121** バフにつや出し材をつけて行う

問**122** ガラスフィラー含有率の高いハイブリッド型コンポジットレジンの研磨は

答**122** 陶材の研磨方法に準じて行うこともある

問**123** 陶材の粗研磨は

答**123** ダイヤモンドポイントやカーボランダムポイントを注水下で用いて，形態修正も含めて行う

問**124** 陶材の中研磨は

答**124** シリコーンホイールなどを用いて注水下で行う

問**125** 陶材の研磨終了後，表面をガラス状に仕上げるために行うのは

答**125** グレージング（つや出し焼成）

> 解説 研磨終了後，超音波洗浄を行ってから，陶材の最終焼成温度よりわずかに高い温度で大気焼成する．

問**126** 陶材の仕上げ研磨は

答**126** 咬合調整や接触点の調整などで陶材を研磨した場合，バフにつや出し材をつけて行うか，陶材専用のシリコーンポイント・ホイールでつや出しをする

5

クラウンとブリッジの製作

## Q 試適，仮着，合着

問**127** 試適とは

答**127** 支台歯への最終合着前に，口腔内で試しに装着してみること

問**128** 試適時の確認事項は

答**128** ①適合状態
②隣接面接触関係
③咬合関係
④審美性
⑤排列関係
⑥歯周組織との関係

問**129** 試適時に辺縁の適合状態の確認のために用いるのは

答**129** 鋭利な探針など

問**130** 試適時に内面適合性の確認のために用いる材料は

答**130** 適合検査材（ホワイトシリコーンなど）

問**131** 試適時に隣接面接触強さの確認に用いるのは

答**131** コンタクトゲージやデンタルフロスなど

問**132** 試適時に咬合関係の確認のために用いる材料は

答**132** 咬合紙やブラックシリコーンなど

> 解説 咬頭嵌合位や偏心咬合位で咬合させ，早期接触や咬合干渉がないかを確認し，調整を行う．

問**133** 仮着とは

答**133** 最終合着前に，補綴装置を一定期間口腔内に仮装着すること

> 解説 咀嚼運動，発音機能，審美性，清掃性など，試適だけでは判定できない事項の確認を行う．

問**134** 試適・仮着後の撤去時のためにワックスパターンに付与する構造は

答**134** リムーバルノブ

> 解説 リムーバルノブ（撤去用突起）にリムーバーをかけて撤去することで，撤去時に辺縁部が損傷するのを防ぐことができる．

問**135** 答**134**を付与する部位は

答**135** 辺縁部より2〜3mm上方で，舌感に影響しない部位

問**136** 仮着材の所要性質は

答**136** ①咀嚼などにより脱離しない
②必要に応じて撤去できる
③撤去後の歯冠補綴装置内面や歯面の清掃が容易である
④歯髄や歯周組織に為害作用がない

問**137** 仮着期間は通常どの程度か

答**137** 1〜2週間程度

解説 目的によってはより長期間行うこともある.

問**138** 合着前の補綴装置の内面に行うのは

答**138** 清掃，消毒，乾燥

問**139** 合着材・接着材の種類は

答**139** ①レジンセメント
②リン酸亜鉛セメント
③ポリカルボキシレートセメント
④グラスアイオノマーセメント

問**140** 答**139**のうち，オールセラミッククラウンの装着時に一般的に使用されるのは

答**140** レジンセメント

## R レジン前装

問**141** レジン前装冠の前装部の形態は

答**141** 外観に触れる部分はレジンで，隣在歯や対合歯と接触，滑走する部分は金属で回復する

解説 レジンは機械的性質，耐摩耗性などが劣るため，このような設計とする．近年，材料の進歩により，金属被覆部分を少なくする設計が可能となっている．

問**142** レジン前装冠前装部に維持形態を付与する目的は

答**142** レジンは重合するだけでは金属と結合しないので，機械的な維持と化学的な維持（接着）を併用する

問**143** レジン前装冠の機械的維持とは

答**143** 前装部の金属表面にアンダーカットを付与し，その嵌合力によってレジンを維持する

問**144** 前装部の金属表面に付与するアンダーカットの形態は

答**144** 一般的にリテンションビーズを用いる．ほかにバー，おろし金，ループなどがある

問**145** 機械的維持装置が付与された前装面にアルミナブラストをする目的は

答**145** ①表面に微細な凹凸を形成して接着面積を増加させる（微小維持）
②接着阻害因子を除去する（接着のための前処理）

問**146** レジン前装冠前装部の接着処理は

答**146** 金属表面に金属接着プライマーを塗布する

解説 金属接着用プライマーには合金との接着に有効な機能性モノマーが添加されており，使用合金に適したプライマーを選択する．

問**147** 基本的なレジン二層築盛の場合の築盛順は

答**147** ①オペークレジン
②デンティン色レジン
③エナメル色レジン

## S 陶材の築盛，焼成

問**148** 陶材の焼成温度による分類は

答**148** ①高融陶材（1,300℃以上）
②中融陶材（1,101〜1,300℃）
③低融陶材（850〜1,100℃）

問**149** 答**148**のうち，陶材焼付金属冠に用いられるのは

答**149** 低融陶材

解説
高融陶材：義歯用の既製陶歯など
中融陶材：アルミナ陶材（コア材）など
低融陶材：陶材焼付用，耐火模型法によるラミネートベニアなどの製作用，ジルコニア前装用など

問**150** ディギャッシングの目的は

答**150** ①鋳造体表面の汚物除去
②酸化膜の形成
③鋳造ひずみの解放
④ガスの解放

問 **151** 陶材築盛時の注意点は

答 **151** ①粉塵の飛散していない綺麗な部屋で行う
②適切なコンデンスを行う
③陶材の水分量を一定に保つ

問 **152** 陶材のコンデンスとは

答 **152** 水分を含んだ陶材に振動を与え，陶材粒子を凝集させる作業

問 **153** 陶材のコンデンスの方法は

答 **153** ①振動法
②スパチュラ法
③軽打法

問 **154** 陶材のコンデンスの目的は

答 **154** ①焼成収縮を少なくする
②焼成後の陶材の強度を高める
③陶材中への気泡の混入を防止し，透明度を高める

問 **155** 陶材の基本的な築盛範囲は

答 **155** **オペークデンティン色陶材**
→歯頸部から歯冠の1/4
**デンティン色陶材**
→切縁部から歯冠の2/3
**エナメル色陶材**
→切縁から歯冠の1/3

問 **156** 陶材の焼成に用いるのは

答 **156** 陶材専用の焼成炉
（ポーセレンファーネス）

問 **157** 金属と陶材の熱膨張率が異なると

答 **157** 陶材に応力が加わり，クラックや剥離が起こる

問 **158** 陶材の破折防止のメタルコーピングに付与する形態は

答 **158** ①サポーティングエリア
②バットジョイント

問 **159** 非貴金属合金で焼付強さが弱いのはなぜか

答 **159** 結合面の金属酸化膜が厚いため

問**160** 陶材の三層築盛を図に示す．A〜Eの陶材は

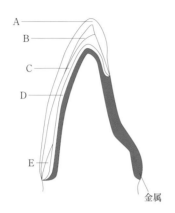

答**160** A：透明陶材
B：エナメル色陶材
C：デンティン色陶材
D：オペーク陶材
E：オペークデンティン色陶材

---

## T　クラウンの不具合の原因

問**161** クラウンが適合不良になる原因のうち，作業用模型製作時のものは

答**161** ①石膏注入時の不備（不正確な混水比，練和不足，気泡の埋入など）
②印象材に塗布した界面活性剤の残存による石膏表面性状の劣化
③印象材の模型への埋入
④作業用模型の変形
⑤分割操作時の歯型の破損
⑥歯型トリミングの不足や過剰

問**162** クラウンが適合不良になる原因のうち，クラウン製作過程のものは

答**162** ①ワックスパターン形成時の不備（内面のしわ，隣接面の変形，咬合面収縮による辺縁の浮き上がり，辺縁の不良，歯型から撤去するときの変形など）
②埋没時の不備（埋没時の気泡埋入，リングライナーの条件・埋没材の種類が不適切など）
③鋳造時の不備（鋳型温度・鋳込み温度・鋳型の冷却法などが不適切，鋳肌あれなど）

# 第 6 章

# 歯冠修復物と部分被覆冠

## 📖 知識の整理と重要事項

### **A** インレー，アンレー

### 1. 直接修復と間接修復

#### 1）直接修復

口腔内で窩洞にレジンなどを充填する方法で，歯質の切削が少なくて済むことや技工作業が不要であることから，最近では多用されている．

#### 2）間接修復

模型上でインレー・アンレーを製作する方法である．インレーは歯冠修復物に分類され，咬頭頂を被覆しない．アンレーは部分被覆冠に分類され，咬頭頂を被覆する．

使用される材料は金属，陶材，レジン，複合材料などがあり，ブリッジの支台装置としても用いられる．審美性が重要視されるようになってきた現在では，歯冠色のさまざまなインレーが多用されるようになっている．

### 2. インレー，アンレーの種類

#### 1）メタルインレー，アンレー

間接法によって製作されたワックスパターンを埋没し，金属を鋳造して製作する．印象，作業用模型の製作はほかの歯冠修復物の場合と同様である．審美的に劣る治療方法である．

#### 2）コンポジットレジンインレー，アンレー

外観に触れる部分の窩洞に対して，コンポジットレジンで製作したインレーを接着する方法である．作業用模型上で直接レジンを築盛する．アンレーを製作する場合は，機械的強度を確保するために咬合面部の厚みが必要である．

#### 3）ポーセレンインレー，アンレー

外観に触れる部分の窩洞に対して，ポーセレンで製作したインレーを接着する方法である．複印象に模型材として耐火模型材を注入し，耐火模型上の窩洞に直接陶材を築盛して焼成する．歯質の欠損が小範囲のものに限られる．アンレーを陶材でつくる場合も咬合面部に厚みが必要である．

## 3. 窩洞形態

### 1) 窩洞の分類

#### （1）歯面の数による分類

- **単純窩洞**：窩洞が1歯面のみのものをいう．
- **複雑窩洞**：窩洞が2歯面以上にわたるものをいう．

#### （2）窩洞の形態による分類

- **内側性窩洞**：修復物が歯質で囲まれている窩洞をいう．ブラックの分類のⅠ・Ⅲ・Ⅴ級がこれにあたる．
- **外側性窩洞**：歯質が修復物で囲まれている窩洞をいう．ブラックの分類のⅣ・Ⅵ級がこれにあたる．

#### （3）ブラックの分類

- **Ⅰ級窩洞**：小窩・裂溝にある窩洞をいう．前歯では舌側面，臼歯では咬合面の窩洞をいう．
- **Ⅱ級窩洞**：臼歯の隣接面にある窩洞（MODも含む）をいう．ただし，臼歯隣接面の窩洞は咬合面まで拡大する必要があるので，形態としては複雑窩洞になる．なお，窩洞の形態分類では，内側性と外側性の要素を併せもつ．
- **Ⅲ級窩洞**：前歯の隣接面にあり，切縁隅角を含まない窩洞をいう．
- **Ⅳ級窩洞**：前歯の隣接面にあり，切縁隅角を含む窩洞（MIDも含む）をいう．
- **Ⅴ級窩洞**：唇・頬・舌側面の歯頸側1/3にある窩洞をいう．
- **Ⅵ級窩洞**：前歯切縁および臼歯の咬頭頂の窩洞をいう．ブラックの5分類にもう1つ，デイビスの分類を加えたものである．

### 2) 窩洞の構成と各部の名称

#### （1）窩壁

窩洞各部を構成する壁をいう（図6-1）．

- **窩底**：窩洞の主たる開放方向に対して直角な壁（底面）をいう．
- **側壁**：窩洞の主たる開放方向に対して平行な壁をいう．

#### （2）窩縁

窩洞の辺縁をいう．窩縁隅角の部分を斜めに削り窩縁部に傾斜をつけた部分を窩縁斜面といい，コンポジットレジンインレー，ポーセレンインレーでは縁端強度がきわめて低いため，窩縁に傾斜はつけない（図6-2,3）．

［窩縁斜面の働き］

- エナメル質窩縁の保護
- 圧接による辺縁封鎖の補正
- インレー体の収縮や浮き上がりの補償

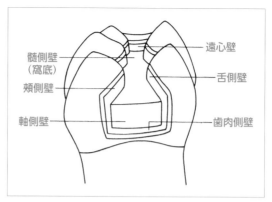

図6-1　窩壁の名称

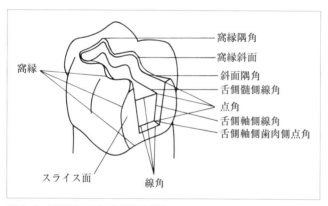

図6-2　窩縁部および隅角の名称

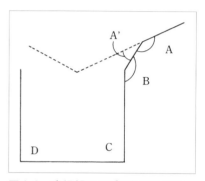

図6-3　窩縁部および隅角部の名称
A：窩縁隅角
B：斜面隅角
A-B：窩縁斜面
B-C：側　壁
C-D：窩　底
A´：修復物辺縁の厚さ

**（3）隅角**

2つ以上の窩壁の接するところにできる角をいう（図6-2, 3）.

- **線角**：2つの窩壁が接してできる線状の隅角をいう.
- **点角**：3つ以上の窩壁の接するところにできる点状の隅角をいう.
- 斜面隅角：窩縁斜面と窩洞の側壁によってつくられる隅角をいう.

## 3）窩洞の基本的形態

- **箱形（ボックス形）**：歯質や修復物の破損を防ぐ目的でつけられる形態である. 抵抗形態の基本形である.
- **外開き形**：修復作業を容易に行う目的でつけられる形態である. 便宜形態ともいう.

## B 3/4クラウン，4/5クラウン，7/8クラウン

### 1. 3/4クラウン（スリークォータークラウン）の特徴と用途

#### 1）特　徴
前歯の歯面のうち，唇側面を除く近心面，遠心面，舌側面を被覆的に修復する．現在では次第に行われなくなっている方法である．

両隣接面に溝（グルーブ）をつけ，この溝の抵抗力によって舌側方向への離脱を防ぐ．切縁溝をつけることも多い．

#### 2）用　途
単独の修復物，ブリッジの支台装置，歯周疾患における永久固定装置として用いられる．

#### 3）支台歯形態
支台歯形態は図6-4のとおりである．

### 2. 4/5クラウン（フォーフィフスクラウン）の特徴と用途

#### 1）特　徴
小臼歯部の頬側面を除く咬合面，近心面，遠心面，舌側面を被覆的に修復する．隣接面に溝（グルーブ）が付与される．

#### 2）用　途
単独の修復物．ブリッジの支台装置として用いられる．

#### 3）支台歯形態
支台歯形態は図6-5のとおりである．

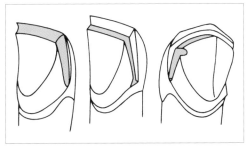

図6-4　3/4クラウンの支台歯形態

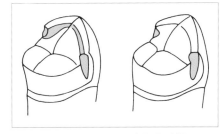

図6-5　4/5クラウンの支台歯形態

### 3. 7/8クラウン（セブンエイスクラウン）の特徴と用途

#### 1）特　徴
主に上顎大臼歯に用いられ，近心頬側面を除くすべての面を被覆的に修復する．

#### 2）用　途
単独の修復物，ブリッジの支台装置として用いられる．

#### 3）支台歯形態
支台歯形態は図6-6のとおりである．

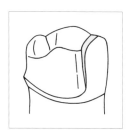

図6-6　7/8クラウンの支台歯形態
（上顎大臼歯）

## C　プロキシマルハーフクラウン

### 1. プロキシマルハーフクラウンの特徴と用途

#### 1）特　徴
主に大臼歯部に応用される．歯冠の近心面または遠心面と頬側面および舌側面の約1/2を被覆する．咬合面では小窩・裂溝を含み鳩尾形をしたインレー窩洞を付与し，隣接面は縦溝によって保持される．部分被覆冠とインレーの混合型と考える．

#### 2）用　途
ブリッジの支台装置として用いられる．

#### 3）支台歯形態
支台歯形態は図6-7のとおりである．

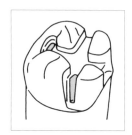

図6-7　プロキシマルハーフクラウンの支台歯形態

## D ピンレッジ

### 1. ピンレッジの特徴と用途

#### 1）特　徴

　　　前歯部の唇側面を除く面を被覆する．支台歯の舌側面に形成された<u>ピンホール，レッジ（棚），ニッチ（壁）</u>によって維持されるが，支台歯によってはニッチを省くこともある．維持力はピンの深さ，太さ，位置などに左右される．

#### 2）用　途

　　　単独の修復物，ブリッジの支台装置として用いられる．

#### 3）支台歯形態

　　　支台歯形態は図6-8のとおりである．

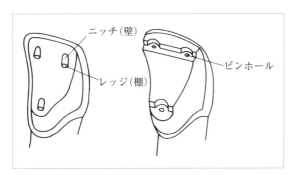

図6-8　ピンレッジの支台歯形態

ピンレッジは，ピンに大きな力が加わるため，無髄歯のように弾力性を失った歯では，歯質の破折などを引き起こすことがあるため，有髄歯のみに用いる．

## E ラミネートベニア

### 1. ラミネートベニアの特徴と用途

#### 1）特　徴

　　　歯冠色の修復方法のなかで最も<u>歯質切削量が少なく</u>，主に前歯部の有髄歯に応用される．唇側のエナメル質を薄く切削後，歯冠色材料（<u>陶材，加熱加圧型セラミックス，コンポジットレジン</u>）で修復し，隣接面接触部や舌側は天然歯のままとする．

#### 2）用　途

　　　単独の修復物として用いられる．
　　　適応症は，エナメル質に限局した広範囲の齲蝕，変色歯，歯の形態異常，歯間離開，破折歯などである．

ラミネートベニアは接着性レジンセメントなどの合着材による化学的な結合力を用いるので，軸壁の形成や補助的保持形態を付与する必要がない．

ラミネートベニアでは隣接面接触点や舌側の形成は行わないため，咬合関係や隣接面接触部には変化がない．

6

歯冠修復物と部分被覆冠

### 3) 支台歯形態

　エナメル質内とすることが原則であり，削除量は0.5 mm 程度とする．辺縁形態はシャンファーとし，咬合関係や審美性を考慮し，切縁を被覆する形成を行うこともある（図6-9）．

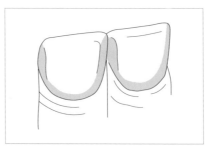

図6-9　ラミネートベニアの支台歯形態

# 一問一答

## A インレー，アンレー

**問1** 写真のインレーのブラックの窩洞分類は

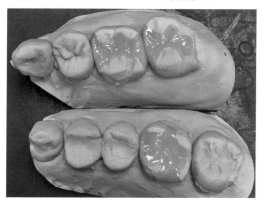

**答1** Ⅱ級

**解説** 写真のインレーは近心面・咬合面・遠心面にわたるMODインレーである．臼歯部隣接面を含む窩洞なので，ブラックの窩洞分類はⅡ級となる．

**問2** インレー窩洞の基本的形態は

**答2** ①箱形（抵抗形態）
②外開き形（便宜形態）

**問3** 窩洞の構成要素は

**答3** ①窩壁
②窩縁
③隅角

## B 3/4クラウン，4/5クラウン，7/8クラウン

**問4** 3/4クラウンが被覆する歯面は

**答4** 前歯の唇側面以外（隣接面，舌側面）

**解説** 外観に触れる唇側面以外を金属で被覆する．

**問5** 3/4クラウンの補助的保持形態は

**答5** 隣接面溝，切縁溝

**解説** 脱離防止のため補助的保持形態として溝（グルーブ）が付与される．

**問6** 3/4クラウンの用途は

**答6** ①単独の歯冠修復物
②ブリッジの支台装置
③歯周疾患の永久固定装置

**6** 歯冠修復物と部分被覆冠

## C　プロキシマルハーフクラウン

問**7**　プロキシマルハーフクラウンが被覆するのは

答**7**　①隣接面（近心面または遠心面）
②頬側面および舌側面の約1/2
③咬合面（インレー窩洞を付与）

問**8**　プロキシマルハーフクラウンの保持形態は

答**8**　①咬合面の鳩尾形のインレー窩洞
②隣接面の縦溝

## D　ピンレッジ

問**9**　ピンレッジの適応部位は

答**9**　前歯部の有髄歯

問**10**　ピンレッジ支台歯の舌側面に保持形態として形成するのは

答**10**　①ピンホール
②レッジ（棚）
③ニッチ（壁）

> 解説　前歯舌面に形成した複数のピンホールに適合させた鋳造ピンに主たる維持を求めるため，キャスティングワックス，既製のナイロン線，プラスチックピンを用いて製作する．

## E　ラミネートベニア

問**11**　ラミネートベニアの適応部位は

答**11**　前歯部の有髄歯

問**12**　ラミネートベニアの利点は

答**12**　①歯質切削量が少ない
②処置時に局所麻酔の必要がない
③歯髄に対する損傷が少ない
④歯周組織への影響が少ない
⑤二次齲蝕になりにくい
⑥アンテリアガイダンスを変化させない

問**13** ラミネートベニアの欠点は

答**13** ①適応症が限定される
②破折の危険性がある
③歯の切削が必要
④接着のみに維持を求めるため，接着に関する高度な知識，技術が必要

問**14** ラミネートベニアで支台歯形成されるのは

答**14** 唇側面のみ

解説 隣接面接触部や舌側は支台歯形成せず，天然歯質のままとする．

# 第 7 章

# 全部被覆冠

## 📖 知識の整理と重要事項

### A 全部金属冠

#### 1. 全部金属冠の特徴と用途

##### 1）特　徴

　　歯冠部歯質の一部または大部分が，齲蝕あるいはそのほかの原因によって欠損している場合に，歯冠の**すべて**の面を形成し，金属で被覆して，形態および咀嚼などの生理的機能を回復する全部被覆冠である．

[全部金属冠の要件]

① 形成された面は必ず金属で被覆されていること
② 咬合面の形態が下顎運動に調和していること
③ 適正な歯冠豊隆（カントゥア）が付与されていること
④ 歯冠形態が解剖学的形態から逸脱していないこと
⑤ 十分な強度と剛性をもつこと
⑥ 十分な保持力をもつこと
⑦ 清掃性・自浄性が良好であること
⑧ 生体に為害作用を及ぼさない材料を使用していること
⑨ 長期間にわたり，化学的に安定性の高い材料を使用していること
⑩ 適度な硬さを有する材料を使用していること

##### 2）用　途

　　有髄歯，無髄歯のいずれの場合にも適応できる．

　　また，単独の修復物としてもブリッジの支台装置としても用いられる．

##### 3）支台歯形態

　　軸面は約6°のテーパーをもたせ，補助形態としてグルーブやボックス，咬合面にはキャビティやピンホールなどを付与する．

　　咬合面の形態には縮小型，逆屋根型，平面型があり，辺縁形態は一般にシャンファー形態が推奨される．

## B 前装冠

## 1. レジン前装冠

### 1）特　徴

審美性を考慮して，全部金属冠の唇・頰側面をレジンで前装した全部被覆冠である．

レジンで前装するため唇・頰側面部は厚みが必要で，このため支台歯の前装部は隣接面，舌側面に比べて多く削除される（図7-1）．

**［レジン前装冠の特徴（陶材焼付金属冠との比較）］**

① 耐摩耗性に劣る．

② 口腔内の温度変化の繰り返しにより，金属とレジンの熱膨張率の差から両者に隙間が発生する．そのため金属とレジンとの接合部に異物が浸透しやすく，変色することがある．

③ 前装部におけるレジンは光重合するだけでは金属と結合しないため，機械的な維持と化学的な維持（接着）が併用される．

### 2）用　途

有髄歯，無髄歯のいずれの場合にも適応でき，前歯部，小臼歯部（場合により大臼歯）に応用される．

単独の修復物のほか，ブリッジの支台装置，ポンティック，インプラント上部構造，テレスコープ義歯の外冠として用いられる．

### 3）支台歯形態

前装部の辺縁形態はヘビーシャンファー，ラウンドショルダーまたはショルダーのいずれかとし，隣接面，舌側面の辺縁形態はシャンファーとする．

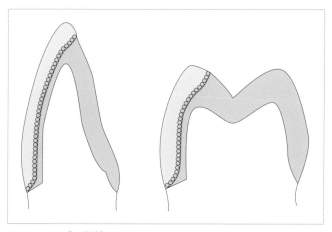

**図7-1　レジン前装冠**

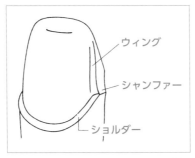

図7-2 レジン前装冠の基本的支台
歯形態（前歯部）

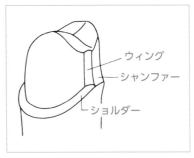

図7-3 レジン前装冠の基本的支台
歯形態（小臼歯部）

歯冠色材料の厚みを確保するため，前装部では，レジン前装冠で1.0mm程度，陶材焼付金属冠で1.2 mm程度の厚みを必要とする.

深く削除した前装部には，隣接面で舌側につなげるためにウィングを付与することもある（図7-2，3）.

## 2. 陶材焼付金属冠

### 1）特　徴

審美性を考慮し，全部金属冠の唇・頬側面を陶材で前装した全部被覆冠である.

製作においては，陶材のクラックや剥離，気泡の発生が起こることがあり，これらの問題は金属に起因することが多い．陶材の破折防止のため，金属の選択やメタルフレームの形態を十分考慮する必要がある（図7-4，5）.

陶材で前装するため唇・頬側面部は厚みが必要で，このため支台歯の前装部は隣接面，舌側部に比べて多く削除される.

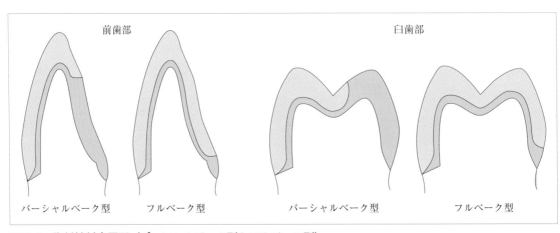

図7-4　陶材焼付金属冠（パーシャルベーク型とフルベーク型）

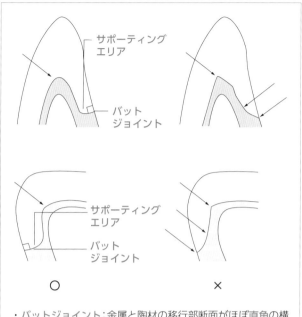

・バットジョイント：金属と陶材の移行部断面がほぼ直角の構造で突き合わせ接合している状態のこと
・サポーティングエリア：陶材が金属から脱離する方向に対するアンダーカットの部分のこと
・全体的に曲面形態に仕上げ，鋭利部分での陶材の破折・剥離を防止する
・特に，切縁部にはなだらかな斜面を付与する

**図7-5 陶材焼付金属冠のメタルフレームの具備形態**
（全国歯科技工士教育協議会編：最新歯科技工士教本 歯冠修復技工学.
医歯薬出版，東京，2017. より改変）

[陶材焼付金属冠の特徴（レジン前装冠との比較）]
　① 強度や耐摩耗性に優れているため前装範囲を広くでき，金属の露出
　　を可及的に少なくできる．
　② 前装部における陶材は，焼成することで強固に金属と結合する．
　③ 吸水性がほとんどないため，色素やデンタルプラークが付着しにく
　　く，歯周組織への為害作用が少ない．

## 2）用　途
　　レジン前装冠と同じ．

## 3）支台歯形態
　　レジン前装冠と同じ．

**ジャケットクラウン**

## 1. 硬質レジンジャケットクラウン

### 1）特　徴

　　金属を用いず，レジンのみで歯冠を修復するものである．製作方法には，築盛法と機械切削加工法（CAD/CAMシステム法，CAD/CAM冠）がある．

　　現在では，ガラスフィラーの含有量が多いコンポジットレジン（ハイブリッド型コンポジットレジン）で製作される．

[硬質レジンジャケットクラウンの特徴]

①　レジンのみで修復するため審美性に優れる．

②　強度は金属冠に劣る．

③　支台歯の削除量が多い（強度を増すためには修復物の厚みが必要）．

> ハイブリッド型コンポジットレジンブロックをCAD/CAMシステムで切削加工したクラウンをCAD/CAM冠といい，保険適用されている．

### 2）用　途

　　前歯部，小臼歯部に用いることが多いが，大臼歯部への適応も可能である．

　　通常，ブリッジの支台装置としては用いないが，ガラスファイバー繊維を応用することで3ユニット程度のブリッジ製作が可能となる．

### 3）支台歯形態

　　辺縁形態はショルダー（歯頸部の全周囲）とし，ショルダーの幅は0.8〜1.0 mmとする．軸面は約6°のテーパーをもたせる．

## 2. ポーセレンジャケットクラウン

### 1）特　徴

　　金属を用いず，陶材（ポーセレン）のみで歯冠を修復するものである．

　　使用材料はアルミナ（酸化アルミニウム）粉末を混入し強度を増したもの（アルミナスポーセレン）が一般的であるが，焼付用陶材を用いることもある．

[ポーセレンジャケットクラウンの特徴]

①　陶材（ポーセレン）のみで修復するため審美性に優れる．

②　強度は金属冠に劣る．

③　支台歯の削除量が多い（強度を増すためには修復物の厚みが必要）．

### 2）用　途

　　前歯部，まれに臼歯部に用いる．

　　通常，ブリッジの支台装置としては用いない．

### 3）支台歯形態

　　硬質レジンジャケットクラウンと同じ．

## 3．オールセラミッククラウン

### 1）特　徴

　　ポーセレン本来の曲げ強さや破壊靱性値などの機械的特性を著しく改善した高強度セラミック材料を使用し，セラミックスのみで製作された全部被覆冠をいう．

　　[オールセラミッククラウンの種類]

　　　① 分散強化型ガラスセラミッククラウン

　　　② 高強度のアルミナやジルコニアでコアを製作し，その上に歯冠色セラミックスを築盛したセラミッククラウン

　　　③ 高密度焼結型ジルコニアの単体によるセラミッククラウン　など

　　[オールセラミッククラウンの製作法]

　　　① 高強度セラミックスを耐火性の副歯型に直接築盛焼成する方法

　　　② ロストワックス法による鋳造法やプレス法

　　　③ CAD/CAMシステムによる機械切削加工法

> ジルコニア単体によるクラウンをモノリシックジルコニアクラウンという．

### 2）用　途

　　有髄歯，無髄歯のいずれの場合にも適応できる．

　　単独の修復物のほか，ブリッジの支台装置としても使用できる．

### 3）支台歯形態

　　ジャケットクラウンと同じだが，辺縁形態はラウンドショルダーまたはスロープドラウンデッドショルダーとし，有髄歯の隣接面歯頸部はヘビーシャンファーが望ましい．

# 一問一答

## A 全部金属冠

問**1** 全部金属冠の研磨を写真に示す．行っている作業は

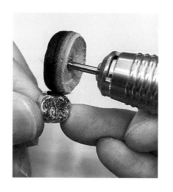

答**1** 仕上げ研磨

解説 写真はバフ研磨を行っているので仕上げ研磨である．なお，微細な部分はロビンソンブラシなどの中研磨を行う．研磨の工程については5章を参照.

## B 前装冠

問**2** レジン前装冠の維持形態は

答**2** ①機械的維持装置
②微小維持
③接着処理

問**3** 陶材焼付金属冠と比較したレジン前装冠の利点は

答**3** ①適応できる金属の種類が多い
②築盛が容易で重合時間が短く，技工作業が簡便である
③重量が軽く，重合収縮などによる変形が少ない
④使用器材が安価である
⑤補修が比較的容易である

問**4** 陶材焼付金属冠と比較したレジン前装冠の欠点は

答**4** ①前装部に機械的維持装置が必要
②強度が劣るため前装範囲が限定される
③経時的な摩耗や変色が起こる
④色素やデンタルプラークが付着しやすい

問**5** レジン前装冠と比較した陶材焼付金属冠の利点は

答**5** ①強度や耐摩耗性に優れるため，金属の露出を可及的に少なくできる
②切縁付近に金属がないため，色調の再現に有利
③色素やデンタルプラークが付着しにくい
④歯周組織への為害作用が少ない
⑤吸水性がほとんどなく，色調が安定している

問**6** レジン前装冠と比較した陶材焼付金属冠の欠点は

答**6** ①技工作業が煩雑で高度な技術を要する
②高価な設備を必要とする
③大型のものは重く，焼成収縮により変形することがある
④過大に負荷がかかる部分は破折しやすい

問**7** 陶材焼付金属冠の金属と陶材の接合部断面で，バットジョイントを示しているのは①〜④のどれか

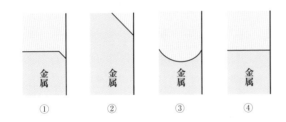

答**7** ④

解説 バットジョイントは陶材と金属が互いにほぼ直角の構造で突き合わせ接合している状態を表す．接合部の強度を確保するためには，バットジョイントの構造を付与することが必要である．

## C ジャケットクラウン

問**8** ジャケットクラウンの適応症は

答**8** ①広範囲の齲蝕症
②変色歯
③エナメル質形成不全歯
④形成異常歯
⑤外傷による破折歯
⑥金属アレルギーを有する患者

7 全部被覆冠

問**9**　ジャケットクラウンの禁忌症は

答**9**　①咬合面のクリアランスが少ない
　　　症例
　　②支台高径が確保できない症例
　　③ブラキシズムの患者
　　④若年者で歯髄腔の大きな患者

解説 ジャケットクラウンは金属よりも
強度に劣る材料で製作されるため，過大
な咬合力が加わる場合や，クラウンの厚
みを確保できない場合には使用すること
ができない.

# ブリッジ

## 📖 知識の整理と重要事項

### A 支台装置

　　ブリッジの支台装置にはさまざまなクラウンが使用されるが，強度が要求されるため脆性材料のみで製作されたクラウン（例：ポーセレンジャケットクラウン）は使用することができず，金属や高強度セラミックスで製作されたクラウンが使用される（**表8-1**）.

表8-1　ブリッジの支台装置

| 歯冠修復物と部分被覆冠 | 全部被覆冠 |
|---|---|
| ・インレー，アンレー<br>・3/4クラウン，4/5クラウン，7/8クラウン<br>・プロキシマルハーフクラウン<br>・ピンレッジ<br>・接着ブリッジの支台装置 | ・全部金属冠<br>・前装冠（陶材焼付金属冠，レジン前装冠）<br>・オールセラミッククラウン（ジルコニアなどの高強度セラミックスを使用したもの） |

### B ポンティック

#### 1. 要件と構造

　　ポンティックは，歯の欠損に伴って損なわれる咀嚼，発音などの機能と審美性を回復する役割をもつ.

[ポンティックの要件]
① 咀嚼，発音などの機能を回復できること.
② 咬合圧に十分耐え，変形しない強度であること.
③ 臼歯部は咬合負担を軽減させる咬合面形態であること
　　・頰舌径の縮小
　　・スピルウェイの付与
　　・接触面積の縮小
　　・緩い咬頭傾斜
④ 周囲組織に対して為害作用がないこと.
⑤ 審美性を有していること.

▶スピルウェイ
食物の逃げ道のこと. 咬合圧の軽減と咀嚼能率の向上を目的として形成する.

⑥ 口腔内で違和感のない形態であること(基本的な形態は欠損歯を回復する形態).

⑦ 基底部の形態は清掃性や審美性を考慮していること.

## 2. 種類と形態

### 1) 材質による分類

#### (1) 全部金属ポンティック

① 臼歯部に用いられる.

② レジン前装に比べて沈着物の付着度は低い.

③ 強度が高い.

④ 歯肉に接する部分が滑沢な研磨面であれば為害作用は少ない.

#### (2) レジン前装ポンティック

① 前歯部と臼歯部に用いられる.

② デンタルプラークや歯石が沈着しやすく歯肉に対して為害作用がある.

③ 吸水性があり,変色する.

④ 耐摩耗性が劣る.

⑤ 金属との熱膨張係数の違いが大きいため,温度変化により金属との間に間隙ができ,不潔物が入りやすい.

> レジンは吸水性,変色,組織為害性を考慮して,粘膜に接触させることは避ける.

#### (3) 陶材焼付金属ポンティック

① 前歯部と臼歯部に用いられる.

② レジン前装や全部鋳造に比べて沈着物の付着度が低い.

③ つや出し焼成(グレージング)した面は歯肉への刺激が最も少ない.

④ 耐摩耗性がよい.

#### (4) オールセラミックポンティック

① 前歯部と臼歯部に用いられる.

② ジルコニアと陶材で製作されるポンティック.陶材焼付金属ポンティックと同じく陶材を使用するため,特徴は陶材焼付金属ポンティックとほぼ同じである.また,ジルコニアのみでポンティックを構成することも可能である.

③ デンタルプラークが付着しにくい.

④ 生体親和性に優れ,口腔内において安定している.

> ▶プラークが付着しにくい順
> 陶材焼付金属,オールセラミック
> ↓
> 全部金属
> ↓
> レジン前装

### 2) 形態による分類（図8-1，表8-2）

#### （1）離底型ポンティック

基底部が顎堤粘膜から完全に離れている．粘膜接触部がないため最も清掃性に優れるが，食物残渣が挟まりやすい．審美性と舌感，発音機能の点で劣る．

#### （2）船底型ポンティック

基底部が船底型（楕円形）で，顎堤粘膜（歯槽頂）と点状に接する．清掃性は比較的良好であるが，審美性は劣る．

船底型は唇頬側の歯冠長が短くみえ，審美的に劣る．

#### （3）偏側型ポンティック

唇側または頬側の歯頸部のみが顎堤粘膜と線状に接触し，舌側に向かうにしたがって徐々に顎堤粘膜から離れる．リッジラップ型より舌側の空隙が多い．審美性がよく清掃性に優れるが，舌感はやや劣る．

#### （4）モディファイドリッジラップ型ポンティック

唇側または頬側の歯頸部から歯槽頂部まで全面的あるいは部分的（T字型）に顎堤粘膜と接触し，その後徐々に粘膜から離れる．審美性に優れ舌感もよいが，清掃性にやや難がある．歯槽頂部を超えたものをリッジラップ型という．

#### （5）鞍状型ポンティック

基底部が顎堤粘膜と鞍状に接触する．審美性と舌感に優れるが，粘膜の清掃は不可能である．

#### （6）有根型ポンティック

抜歯窩にあたかも歯根が存在するように基底部を歯根長の1/4〜1/5程度嵌入させている．審美性を改善するがほとんど用いられない．

#### （7）有床型ポンティック

基底部に床がつき，顎堤粘膜と広く接触する．審美性の回復には有利であるが，装着したままでは清掃性は悪い．

#### （8）オベイト型ポンティック

審美性を重視する部位に用いられ，基底部が入り込むようになっている．粘膜面の清掃は不可能である．

## 3. 適用部位

適用部位は表8-3のとおりである．

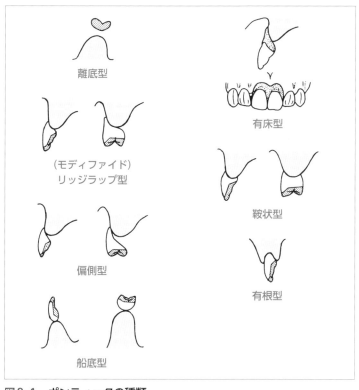

離底型

(モディファイド)
リッジラップ型

偏側型

船底型

有床型

鞍状型

有根型

図8-1　ポンティックの種類

**表8-2　自浄作用の有無に基づくポンティックの分類**

| 自浄作用による分類 | ポンティックの形態 |
|---|---|
| 完全自浄型 | 離底型 |
| 半自浄型 | 船底型<br>偏側型<br>リッジラップ型 |
| 非自浄型 | 鞍状型<br>有根型<br>有床型<br>オベイト型 |

**表8-3　ポンティックの種類・形態と適用部位**

| 適用部位 | ポンティックの種類 | ポンティックの形態 |
|---|---|---|
| 上顎前歯部 | レジン前装ポンティック<br>陶材焼付金属ポンティック<br>オールセラミックポンティック | 偏側型<br>リッジラップ型<br>オベイト型 |
| 下顎前歯部 | レジン前装ポンティック<br>陶材焼付金属ポンティック<br>オールセラミックポンティック | 船底型<br>偏側型<br>リッジラップ型<br>オベイト型 |
| 上顎臼歯部 | 全部金属ポンティック<br>レジン前装ポンティック<br>陶材焼付金属ポンティック<br>オールセラミックポンティック | 偏側型<br>リッジラップ型 |
| 下顎臼歯部 | 全部金属ポンティック<br>レジン前装ポンティック<br>陶材焼付金属ポンティック<br>オールセラミックポンティック | 離底型（大臼歯部）<br>船底型<br>偏側型 |

※表8-2, 3とも，リッジラップ型にはモディファイドリッジラップ型を含む．

## C 連結法

### 1. 種類と特徴

連結部の可動性・可撤性の有無により，固定性連結，半固定性連結，可撤性連結に分けられる.

#### 1）固定性連結

支台装置とポンティックが固定され動かない連結のこと．固定性連結の方法には，ワンピースキャスト法，ろう付け法，溶接法がある.

#### 2）半固定性連結

［利点］

- 支台歯間の平行性を確保できない場合でも適用できる.

［欠点］

- 可動性連結部の強度が劣る.
- 固定性連結と同様に，装置を取り外しての清掃はできない.

#### 3）可撤性連結

連結部の両側にキーアンドキーウェイなどを使用し，ブリッジの一部を着脱可能とした連結のこと.

［利点］

- 装置を取り外しての清掃が可能なため，非自浄型の有床型，鞍状型ポンティックを適応でき，審美的に有利である.

［欠点］

- 技工作業が煩雑である.
- 咬合圧が可動部に集中しやすい.

### 2. 連結部を含む歯列に与える咬合

#### 1）連結部の要件

① 十分な強度を有している.
② 耐食性に優れている.
③ 解剖学的形態をなるべく損なわない.

#### 2）前歯部の咬合の要件

① 咬頭嵌合位において上顎前歯部と下顎前歯部が強く接触しない.
② 前方運動時には上下顎切歯が，側方運動時には作業側の犬歯が接触してガイドをする.
③ 円滑な偏心運動が行えるようなアンテリアガイダンスを付与する.

#### 3）臼歯部の咬合の要件

臼歯部では支台歯に過大な負担がかからないよう，以下の点に注意する.

① 咬頭嵌合位での接触は面接触をさけて点接触とし，上下接触面積を縮小させる．

② ポンティックの咬合面頬舌径は天然歯の2/3〜3/4程度とし，咬頭傾斜角を緩やかにする．

③ ポンティックに加わる咬合力が支台歯の歯軸方向に荷重されるようにする．

④ ポンティックと両側の支台装置を直線上に配置する．

⑤ 咬合面にスピルウェイを付与する．
- 咀嚼圧の負担の軽減
- 咀嚼能率の向上

⑥ 咬合力によって変形しない強度を確保する．

## D ブリッジの製作法

### 1. ワンピースキャスト法による製作

#### 1）ワンピースキャスト法による臼歯部固定性ブリッジの製作法

全部金属冠（全部鋳造冠）を支台装置とした全部金属ブリッジ（レジン前装ポンティック）の製作順序は以下のとおりである．

① 作業用模型の製作
② 咬合器装着
③ 歯型の修正（トリミング）
④ ワックスアップ（支台装置，ポンティック）
⑤ ポンティックの窓開け
⑥ 連結
⑦ スプルーの植立
⑧ 埋没，鋳造
⑨ メタルフレームの修正
⑩ メタルフレームの口腔内試適
⑪ メタルフレームの研磨
⑫ ポンティックの前装
⑬ 研磨，完成

#### 2）ワンピースキャスト法による前歯部固定性ブリッジの製作法

陶材焼付金属冠（陶材焼付鋳造冠）を支台装置とした陶材焼付金属ブリッジの製作順序は以下のとおりである．

① 作業用模型の製作
② 咬合器装着
③ 歯型の修正（トリミング）

④ ワックスアップ

⑤ スプルーの植立

⑥ 埋没，鋳造

⑦ メタルフレームの修正

⑧ メタルフレームの口腔内試適

⑨ ディギャッシングと超音波洗浄

⑩ 陶材の築盛と焼成

⑪ 形態修正

⑫ つや出し焼成（グレージング）

⑬ 研磨，完成

## 2. ろう付け法による製作

### 1）前ろう付け法による陶材焼付金属ブリッジの製作法

前ろう付け法とは，陶材を焼きつける前にメタルフレームどうしをろう付けする方法をいう．製作順序は以下のとおりである．

① 作業用模型の製作

② ワックスアップ

③ スプルーの植立およびエアベントの植立

④ 埋没，鋳造

⑤ ろう付け間隙を 0.05〜0.3 mm に調節

⑥ メタルフレームの仮着

⑦ ろう付け用ブロックの製作（スパンの長いブリッジの場合は，メタルフレームの各支台歯間にステンレス棒を屈曲，挿入してろう付け用ブロックを補強する）

⑧ 乾燥，加熱

⑨ ろう付け

⑩ メタルフレームの修正

⑪ メタルフレームの口腔内試適

⑫ ディギャッシング

⑬ 陶材の築盛と焼成

⑭ 形態修正

⑮ つや出し焼成（グレージング）

⑯ 研磨，完成

［前ろう付け法の注意点］

① 鋳造体は完全に露出させる．

② 仮着に用いたワックス類を完全に除去する．

③ 陶材と熱膨張係数が近似しているろう材を使用する．

④ ろう材の融点は，陶材焼成温度より高く，鋳造体の融点より低いも

のを使用する．ただし，両者はきわめて接近しているので注意する
必要がある．

## 2) 後ろう付け法による陶材焼付金属ブリッジの製作法

　後ろう付け法とは，陶材を焼きつけた後にメタルフレームをろう付けす
る方法で，多数歯にわたるブリッジや異種金属の修復物と連結する場合に
行う．

　製作順序は，前ろう付け法の①〜④，⑩〜⑮の工程を行った後，以下の
ようにする．

　　① 口腔内試適と仮着
　　② ろう付け
　　③ 研磨，完成

### ［後ろう付け法の注意点］

　　① 陶材に埋没材が触れないよう表面をワックスでカバーする．
　　② ろうの融点は陶材の融点より低いものを使用する（一般的には14K ま
　　　たは16K の金合金ろうで，その融点は750〜850℃である）．
　　③ フラックスはできるだけ少量にする．
　　④ 炉内ろう付け法を用いる．
　　⑤ ろう付け用ブロックはできるだけ小さくする．

## 3) 使用材料の融点

　使用材料の融点は表8-4 のとおりである．

表8-4　ろうの融点

| 使用材料 | 融点 |
|---|---|
| 焼付用金属 | 1,100〜1,400℃ |
| 前ろう付け用ろう | 焼付用金属より50〜100℃低い |
| 焼付用陶材 | 870〜900℃ |
| 後ろう付け用ろう | 750〜850℃ |

※焼付用金属の融解温度と陶材の焼付温度との差は150℃
　以上必要である．

## E 接着ブリッジの製作法

### 1. 接着ブリッジの製作法

接着ブリッジとは，支台歯の削除量を可能な限り少なくして製作された
フレームワークを，接着性材料によって装着するブリッジである．1, 2歯
程度の少数歯欠損に適用される．以下のような特徴がある．
① 支台歯形成は原則としてエナメル質の範囲内にとどめる．
② 健全歯質をなるべく残し，健全な機能咬頭の削除は行わない．
③ 歯質と支台装置の両方に接着のための処理を行う．
④ 装着には歯質と支台装置の両方に接着性をもつ材料を使用する．

### 2. 接着ブリッジの製作法

基本的にはワンピースキャスト法による固定性ブリッジの製作と同様で
あるが，歯質への接着を確実にするため，試適・調整・研磨後に以下の内
面処理を行う

[接着ブリッジの内面処理]
① アルミナブラスト処理
② 金属接着プライマーの塗布

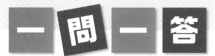

## A 支台装置

**問1** ブリッジの支台装置として用いられるクラウンは

**答1** ①金属を使用したクラウン
②高強度メタルフリー材料を使用したクラウン

解説 ポーセレンジャケットクラウンや硬質レジンジャケットクラウンのように，強度の低い材料のみで製作されたクラウンは使用できない．ただし，硬質レジンジャケットクラウンの場合，グラスファイバーで補強することでブリッジに使用できる．

## B ポンティック

**問2** ポンティックの要件は

**答2** ①咀嚼・発音などの機能を回復できる
②咬合圧に耐える強度をもつ
③(臼歯部では)咬合負担を軽減させる咬合面形態をもつ
④周囲組織への為害作用がない
⑤審美性を有する
⑥口腔内で違和感のない形態をもつ

解説 基底部の形態は，清掃性と審美性に配慮されている必要がある．

**問3** 臼歯部ポンティックにおいて咬合負担を軽減させる咬合面形態とは

**答3** ①頬舌径の縮小
②スピルウェイの付与
③接触面積の縮小
④緩い咬頭傾斜

**問4** 全部金属ポンティックとは

**答4** すべて金属によって製作されるポンティック

問**5** レジン前装ポンティックとは

答**5** レジンと金属によって製作される
ポンティック

問**6** 陶材焼付金属ポンティックとは

答**6** 陶材と金属によって製作されるポ
ンティック

問**7** オールセラミックポンティックとは

答**7** 陶材とジルコニア，またはジルコ
ニアのみで製作されるポンティッ
ク

問**8** 全部金属ポンティックの使用部位は

答**8** 臼歯部

問**9** レジン前装ポンティックの使用部位は

答**9** 前歯部と臼歯部

問**10** 陶材焼付金属ポンティックの使用部位は

答**10** 前歯部と臼歯部

問**11** オールセラミックポンティックの使用部位は

答**11** 前歯部と臼歯部

問**12** 陶材焼付金属ポンティック，全部金属ポンティッ
ク，レジン前装ポンティックをプラークが付着しや
すい順に並べると

答**12** レジン前装ポンティック＞全部金
属ポンティック＞陶材焼付金属ポ
ンティック

> **解説** 陶材が最も付着しづらく，レジン
> が最も付着しやすい．そのため，レジン
> は顎堤粘膜に接触させないようにする．

問**13** 離底型ポンティックとは

答**13** 基底部が顎堤粘膜から完全に離れ
ている形態

問**14** 船底型ポンティックとは

答**14** 基底部が船底型で，歯槽頂の粘膜
と点状に接触する形態

問**15** 偏側型ポンティックとは

答**15** 唇側または頬側の歯頸部のみが顎
堤粘膜と線状に接触する形態

問**16** 鞍状型ポンティックとは

答**16** 基底部が顎堤粘膜と鞍状に接触す
る形態

問**17** モディファイドリッジラップ型ポンティックとは

答**17** 唇側または頬側の歯頸部から歯槽
頂部まで全面的あるいは部分的（Ｔ
字型）に顎堤粘膜と接触する形態

問 **18** 有根型ポンティックとは

答 **18** 歯根が存在するかのような形態付与を行ったポンティック

問 **19** 有床型ポンティックとは

答 **19** ポンティック基底部に床が付き，顎堤粘膜と広く接触する形態

問 **20** オベイト型ポンティックとは

答 **20** 顎堤粘膜に意図的に陥凹部をつくり，凸面状のポンティック基底部が入り込む形態

問 **21** 完全自浄型ポンティックは

答 **21** 離底型

問 **22** 半自浄型ポンティックは

答 **22** ①船底型
②偏側型
③（モディファイド）リッジラップ型

問 **23** 非自浄型ポンティックは

答 **23** ①鞍状型
②有根型
③有床型
④オベイト型

問 **24** 基底部に使用する材料で最も適しているのは

答 **24** グレージングされた陶材

解説 つや出し焼成（グレージング）された陶材は，歯肉に対する刺激が最も少ない.

問 **25** 上顎前歯部に用いるポンティックの形態は

答 **25** ①偏側型
②リッジラップ型
③オベイト型

問 **26** 下顎前歯部に用いるポンティックの形態は

答 **26** ①船底型
②偏側型
③リッジラップ型
④オベイト型

問 **27** 上顎臼歯部に用いるポンティックの形態は

答 **27** ①偏側型
②リッジラップ型

問 **28** 下顎臼歯部に用いるポンティックの形態は

答 **28** ①離底型（大臼歯部のみ）
②船底型
③偏側型

問**29** 固定性ブリッジで船底型が使用可能な部位は

答**29** ①下顎前歯部
②下顎臼歯部

問**30** 固定性ブリッジで離底型が使用可能な部位は

答**30** 下顎大臼歯部

> 解説 離底型は清掃性は良好であるが，審美性，舌感，発音機能などに劣るため，通常下顎大臼歯部のみに用いられる.

## C 連結法

問**31** 固定性連結とは

答**31** 支台装置とポンティックが動かないように固定連結されるもの

問**32** 半固定性（可動性）連結とは

答**32** ブリッジの連結部の一側は固定性とするが，他側はキーアンドキーウェイなどのアタッチメント類を用いて可動性を付与する連結

問**33** 可撤性連結とは

答**33** ブリッジ連結部の両側をキーアンドキーウェイなどのアタッチメント類を用いて可動性にし，装置の一部が着脱できる構造をもつ連結のこと

問**34** 固定性連結，半固定性連結，可撤性連結のうち，最も一般的に使用されるのは

答**34** 固定性連結

問**35** 固定性連結の連結法の種類は

答**35** ①ワンピースキャスト法
②ろう付け法
③溶接法

問**36** ワンピースキャスト法とは

答**36** ワックスアップ時に支台装置とポンティックを連結し，一塊として鋳造する方法

問 **37** ろう付け法とは

答 **37** ブリッジの構造体を分割して鋳造後，母材の合金よりも融点の低い合金（ろう）を流して連結する方法

問 **38** ワンピースキャスト法とろう付け法の適応範囲（歯数）は

答 **38** ワンピースキャスト法：3〜4歯
ろう付け法：4歯以上

問 **39** 半固定性連結の利点は

答 **39** 支台歯間の平行性を確保できない場合でも適用できる

問 **40** 可撤性連結の利点は

答 **40** 装置を取り外して清掃することができる

解説 非自浄型の有床型ポンティックなどを適応できるため，顎堤吸収の大きい場合，欠損範囲が広い場合などに有効である．また，半固定性連結同様に支台歯間の平行性がなくても適用できる．

問 **41** 下図の連結法の種類は

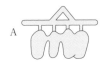
A

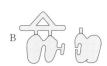
B

C

答 **41** A：固定性連結
B：半固定性連結
C：可撤性連結

## D ブリッジの製作法

問 **42** 陶材焼付金属ブリッジのろう付け法の種類は

答 **42** 前ろう付け法と後ろう付け法

問**43** 前ろう付け法と後ろう付け法でろう付けを行う部位は

答**43** **前ろう付け法**：通常はポンティック中央部

**後ろう付け法**：連結部

> 解説 前ろう付け法は陶材築盛前にろう付けを行うため，連結部以外の部位でもろう付けが可能である．接合面積を広くとるため，通常はポンティック中央部でろう付けを行う．

問**44** 前ろう付け法と後ろう付け法のうち，異種金属の接合に用いるのはどちらか

答**44** 後ろう付け法

問**45** 前ろう付け法によるブリッジの製作順序は

答**45** ①作業用模型の製作
②ワックスアップ
③スプルーの植立およびエアベントの植立
④埋没，鋳造
⑤ろう付け間隙を0.05〜0.3 mmに調整
⑥メタルフレームの仮着
⑦ろう付け用ブロックの製作
⑧乾燥，加熱
⑨ろう付け（焼付用金属より50〜100℃低い）
⑩メタルフレームの修正
⑪メタルフレームの口腔内試適
⑫ディギャッシング
⑬陶材の築盛と焼成
⑭形態修正
⑮つや出し焼成（グレージング）
⑯研磨，完成

問**46** 後ろう付け法によるブリッジの製作手順は

答**46** ①前ろう付け法の ①〜④，⑩〜⑮ の工程を行う
②口腔内試適と仮着
③ろう付け
④研磨，完成

問**47** 前ろう材の融点についての要件は

答**47** 築盛する陶材の焼成温度よりも高いこと

問**48** 前ろう材の熱膨張係数についての要件は

答**48** 陶材と近似していること

問**49** 後ろう材の融点の条件は

答**49** 陶材の焼成温度よりも低いこと

> 解説 一般に750～850℃のろう材を用いる.

問**50** フラックスの役割は

答**50** ①ろう材と母材表面の酸化膜除去と酸化防止
②ぬれ効果と流動性を促進

問**51** アンチフラックスの役割は

答**51** 母材の表面に酸化膜を形成し，ろう材が流れてほしくない部分を被覆する.

---

## E 接着ブリッジの製作法

問**52** 接着ブリッジの特徴は

答**52** ①原則としてエナメル質の範囲内にとどめ，可能な限り削除量を少なくする
②健全な機能咬頭の削除は行わない
③歯質，支台装置内面ともに接着のための処理を行う
④装着時には歯質，支台装置の両方に対し接着性をもつ材料を使用する

問**53** 接着ブリッジの内面処理は

答**53** ①アルミナブラスト処理
②金属接着プライマーの塗布

# 第 9 章

# インプラント

## 📖 知識の整理と重要事項

### A インプラントの概要

インプラントは歯が歯根まで欠損したときに補綴装置として機能する欠損修復方法の一種である.

#### 1. インプラントの構成要素（図9-1）

##### 1）インプラント体

顎骨内に埋入され，インプラント体の表面と骨が結合（オッセオインテグレーション）し，歯根（人工歯根）の役割を果たす.

##### 2）アバットメント

インプラント体にスクリューなどを介して装着される支台部分のこと.アバットメントとインプラント体が一体になったものと，分離しているものがある（図9-2）.

##### 3）上部構造

アバットメントの上に装着されるクラウンや義歯のこと.

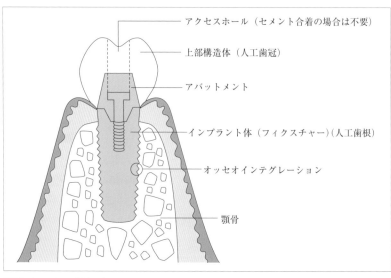

アクセスホール（セメント合着の場合は不要）
上部構造体（人工歯冠）
アバットメント
インプラント体（フィクスチャー）（人工歯根）
オッセオインテグレーション
顎骨

図9-1 インプラント

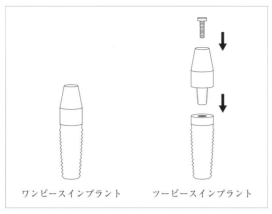

図9-2　ワンピースインプラントとツーピースインプラント

## B　インプラントと生体

　インプラント体が窩洞に植立されると，創傷治癒反応の結果，インプラント体と骨が結合（オッセオインテグレーション）する．

　インプラント体と生体の結合は，天然歯と異なり歯根膜の介在がないため，生理的な動揺が期待できない．そのため，従来の天然歯に対する補綴と比べて，インプラント補綴にはさらに高精度な技工技術が要求される．

　　**［インプラント体が骨結合を得るのに必要な期間］**

- 下顎骨：3か月
- 上顎骨：6か月

　近年は，植立直後に荷重を負荷させる「即時負荷（48時間以内）」あるいは「早期負荷（通常負荷よりも早め）」を行う傾向がある．

## C　インプラント治療の流れと歯科技工

### 1．インプラント治療の流れ

① 術前の検査
② 診査・診断：パノラマエックス線写真，CT（コーンビームCT，メディカルCT）による画像診断
③ 治療開始：サージカルガイドプレート装着
　　　　　　　インプラント体埋入
　　　　　　　暫間補綴装置装着
　　　　　　　上部構造の製作

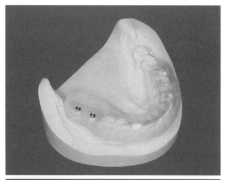

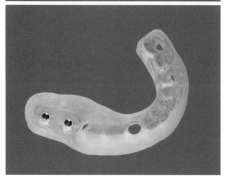

**図9-3　サージカルガイドプレート**
（平成29年度歯科技工士国家試験より）

## 2. インプラント治療と歯科技工

[**インプラント治療における歯科技工士の役割**]

① インプラント体を適正な位置に埋入するためのサージカルガイドプレート（**図9-3**）の製作

② 埋入手術後に一時的に装着するための暫間補綴装置の製作

③ 最終補綴のための上部構造の製作　など

[**インプラント技工において歯科技工士に求められるもの**]

① パノラマエックス線写真，CT（コーンビーム，メディカル）などの画像を理解する能力

② 手術の概要についての知識

③ 他職種（歯科医師，歯科衛生士など）との連携

## D　インプラントの種類

インプラントは，形状や手術の方法などにより，**表9-1**のように分類される．

表9-1　インプラントの分類

| 分類の方法 | 種　類 | 特　徴 |
|---|---|---|
| インプラント体の形状<br>による分類 | ①スクリュータイプ | ・ネジのような形状のインプラント<br>・現在最も多くの症例で使用されている |
| | ②シリンダータイプ | ・円筒形のシンプルな構造で，骨への埋入が容易<br>・スクリュータイプと比較して表面積が小さいため，初期固定が弱いとされている |
| | ③歯根タイプ | ・ルートフォームインプラントともよばれる<br>・インプラントのなかで最もポピュラーな形状 |
| | ④ブレードタイプ | ・板状の形をしたインプラント<br>・現在はほとんど使われていない |
| 埋入部位による分類 | ①骨内インプラント | ・骨体内に位置するインプラント<br>・形状はスクリュータイプ，シリンダータイプ，ブレードタイプなど<br>・現在はほとんどの症例でスクリュータイプ骨内インプラントを使用 |
| | ②骨膜下インプラント | ・骨膜下に位置し，骨膜と粘膜でフレームを動かないように固定するインプラント |
| | ③歯内骨内インプラント | ・歯根を貫通して骨体内に到達するように埋入されるインプラント |
| | ④粘膜内インプラント | ・粘膜の下に埋入するインプラント |
| 埋入手術の回数<br>による分類 | ①1回法 | ・外科手術は1回<br>・インプラント体を顎骨内に埋入後，インプラント体の一部を口腔内に露出させたまま歯肉を縫合（一次手術），一定期間を経た治癒後，アバットメント・上部構造を装着する方法（図9-4上） |
| | ②2回法 | ・外科手術は2回<br>・インプラント体を顎骨内に埋入して粘膜を縫合し，完全に粘膜下に埋入，一定の治癒期間を経て，粘膜貫通部の二次手術を行い，アバットメント・上部構造を装着する方法（図9-4下） |
| 上部構造の固定法<br>による分類 | ①セメント固定式 | ・上部構造をアバットメントまたはインプラント体（フィクスチャー）に，歯科用セメントで直接固定または仮着する方法<br>・術者可撤式 |
| | ②スクリュー固定式 | ・上部構造をインプラント体（フィクスチャー）に，咬合面または唇・頬・舌側からスクリューによって固定する方法<br>・術者可撤式 |
| | ③オーバーデンチャー<br>による固定 | ・おもに義歯形態の上部構造体を，バークリップ，スタッドアタッチメント，ミリングバー，マグネットアタッチメント，コーヌスシステムなどによってインプラント体に固定する方法<br>・術者可撤式および患者可撤式がある |
| ワンピースとツーピースによる分類 | ①ワンピース<br>インプラント | ・アバットメントとインプラント体が一体となったインプラント（図9-2左） |
| | ②ツーピース<br>インプラント | ・アバットメントとインプラント体が分離（組み立て）式のインプラント（図9-2右） |

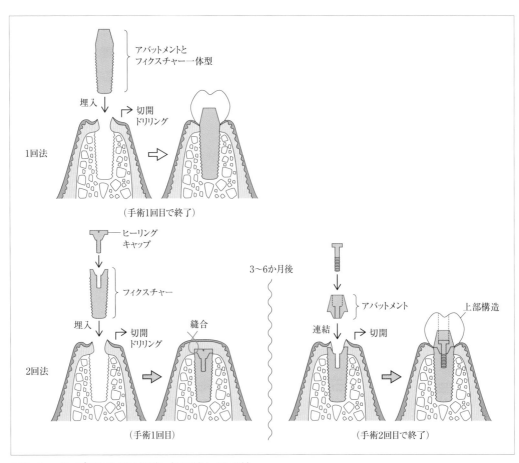

**図9-4 インプラント埋入手術（1回法と2回法）**

---

## E　インプラントの咬合

　　インプラントは天然歯（天然歯根）とは異なり，歯根膜を介在せずに直接骨と結合しているため，さまざまな点で天然歯とは異なる特性をもつ（表9-2，図9-5）．インプラント技工にあたっては，それらの違いを十分に考慮することが必要となる．

**表9-2　天然歯とインプラントの違い**

| | 骨との結合 | 顎骨への咬合圧の伝達 | 圧感覚 | 歯の動揺 | 咬合調整 |
|---|---|---|---|---|---|
| **天然歯（天然歯根）** | 歯根膜を介在した結合 | 歯根膜を介在して伝達する | ある（よくわかる） | わずかに上下左右にある | 慎重に行う |
| **インプラント** | 直接の結合 | 直接骨に伝達する | きわめて乏しい | きわめて少ない | 天然歯根以上に慎重に行う |

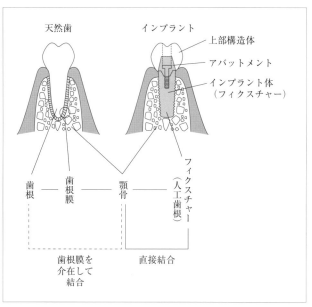

天然歯　　　　　インプラント

上部構造体
アバットメント
インプラント体
（フィクスチャー）

歯根　　歯根膜　　顎骨　　フィクスチャー（人工歯根）

歯根膜を介在して結合　　直接結合

図9-5　天然歯根とインプラントの違い

▶インプラントの咬合

臼歯部欠損の場合，側方力を可及的に避け偏心運動時には離開させる．インプラント側方ガイドを付与する場合は，ガイドを複数のインプラントに求めたり，顎運動がスムーズになるように形態を整える．

## F 上部構造製作技工の注意点

① アバットメントの形状は任意に製作することができる．清掃性，審美性，咬合に配慮して製作する．

② 最近では鋳接タイプは使わず，チタンベースの使用やミリングアバットメントを使用した一体型が多いため，高度な技術が要求される．

③ インプラント体は歯根膜による緩衝がないため，インプラント体とアバットメント，アバットメントと上部構造の間には，きわめて精度の高い適合性が要求される．

④ アバットメントはシステムによって規格化された形状であるため，上部構造の設計に不具合があると，前装材（陶材，硬質レジン）の破折をまねくことがある．

⑤ 近年，アバットメントや上部構造に製作にCAD/CAMシステムを使用することが多い．アバットメント，上部構造形態と上部構造フレーム形態の設計にあたっては，コンピュータ上（CAD上）で前装材料を補強できる設計，および切削装置特有の加工方式やツール（バーもしくはミリングバー）の先端形状を考慮することが必要となる．

# 一問一答

## A インプラントの概要

問**1** インプラントの目的は

答**1** 人工歯根として機能させる

解説 歯冠を支える歯根まで欠損したときに，欠損部の顎骨内にインプラント体を埋入する．

問**2** インプラント体と骨が結合することをなんというか

答**2** オッセオインテグレーション

## B インプラントと生体

問**3** インプラント体が骨結合を得るために要する期間が長いのは，上下顎のどちらか

答**3** 上顎

問**4** 答**3**が顎骨と骨結合するための期間は

答**4** 6か月

解説 下顎は約3か月である．

## C インプラント治療の流れと歯科技工

問**5** インプラント治療の流れにおいて歯科技工士が行うのは

答**5** ①サージカルガイドプレートの製作
②暫間補綴装置の製作
③上部構造の製作　など

問**6** 答**5**の製作にあたって必要とされるのは

答**6** 歯科医師との連携

解説 通常の補綴装置製作よりもさらに緊密な連携をとる必要がある．たとえば埋入設計の段階においては，印象やCT画像をもとにしたインプラント体の挿入方向・位置などの決定にあたり，歯科医師と歯科技工士の緊密な連携が不可欠である．

## D インプラントの種類

問7 インプラントの種類は（インプラント体の形状による分類）

答7 ①スクリュータイプ
②シリンダータイプ
③歯根タイプ
④ブレードタイプ

問8 インプラントの種類は（埋入部位による分類）

答8 ①骨内インプラント
②骨膜下インプラント
③歯内骨内インプラント
④粘膜内インプラント

問9 インプラントの種類は（埋入手術の回数による分類）

答9 ①1回法，②2回法

問10 インプラントの種類は（上部構造の固定方法による分類）

答10 ①セメント固定式
②スクリュー固定式
③オーバーデンチャーによる固定

問11 インプラント上部構造の固定方法のうち患者可撤式なのは

答11 オーバーデンチャーによる固定

問12 ツーピースインプラントの特徴は

答12 アバットメントとインプラント体が分離式である

## E インプラントの咬合

問13 インプラントの咬合で注意する事項は

答13 咬合調整，隣接面コンタクト調整を慎重に行う必要がある

解説 インプラントは歯根膜を介在していないため，上下左右的な動きが天然歯と比べてきわめて少なく，非常に高精度な調整が必要とされる.

## F 上部構造製作技工の注意点

問 **14** インプラント上部構造製作技工の注意点は

答 **14** ①インプラント体とアバットメント，アバットメントと上部構造の間にはきわめて精度の高い適合性が要求される
②アバットメントの形状は清掃性，審美性，咬合に配慮する

解説 最近では，ミリングアバットメント，チタンベースアバットメントを使用したタイプが一般的であるため，アバットメントと上部構造が一体型となることを考慮した設計が必要となり，高度な技術が要求される．その他の注意点については p.127 を参照．

# 第10章 CAD/CAMシステム

## 知識の整理と重要事項

### A 種類と特徴

CAD/CAM（computer aided design/computer aided manufacturing）システムは工業界で主に用いられているが，近年，歯科医療領域に最適化して歯科医療においても用いられ始めている．

## 1. CAD/CAMシステムの構成

CAD/CAMシステムは，「スキャナー」「CADソフト」「CAMソフト」「加工装置」で構成される（**図10-1**）．歯科ではスキャナーとCADソフトを含めてCAD，CAMソフトと加工装置を含めてCAMと表すことが多い．

### 1）スキャナー

3次元計測機を使用し，口腔内の状態，石膏模型および印象トレーを計測する装置である（**図10-2**）．

### 2）CADソフト

スキャニングによって得られた3次元的な画像情報から，コンピューター上で最終的に求める修復物などの設計を行うためのソフト（**図10-3**）．CADソフトによって設計されたデータはSTL（standard triangulated language）ファイルとしてCAMソフトに転送される．

### 3）CAMソフト

加工装置を動かすためのソフト．加工用材料の設定，ブロックやディスクの切削場所の設定，加工装置の動作スピードや工具の運動経路などの制御に必要なプログラムを加工装置に送信する（**図10-4**）．CAMソフトからのデータはNC（numerical control）データとして加工装置に送られる．

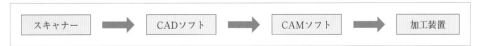

図10-1 **CAD/CAMシステム**

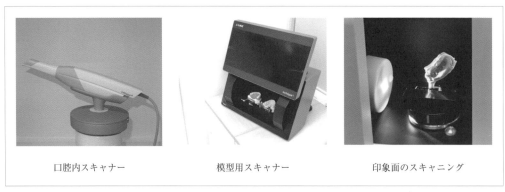

| 口腔内スキャナー | 模型用スキャナー | 印象面のスキャニング |

図10-2　スキャナー

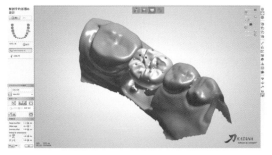

図10-3　CADソフトによる補綴装置の設計

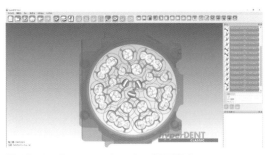

図10-4　CAMソフトによる加工設定

### 4）加工装置

　　設定されたプログラムに従って，回転する刃物によってブロックやディスクを削り取る切削加工装置と，プリンターヘッドのノズルから材料を噴射し層を重ねて立体物を造形していく付加（積層）造形加工装置がある（図10-5）.

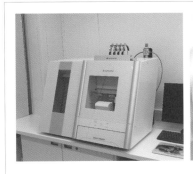
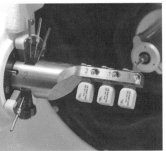
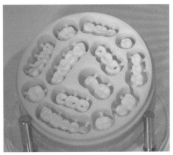

切削加工装置

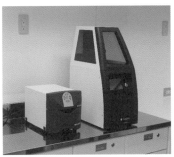
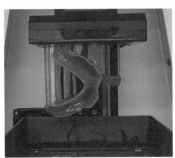

付加(積層)造形加工装置

**図10-5　加工装置**

## 2. CAD/CAMシステムの分類

　　CAD/CAMシステムはオープンシステム，クローズドシステムに分けられる．

### 1) オープンシステム

　　CAD/CAMシステムを構築するスキャナー，CADソフト，CAMソフト，加工装置をユーザーが自由に組み合わせて使用できるシステムのこと．組み合わせに関する一定の知識が要求される．

### 2) クローズドシステム

　　オープンシステムとは反対に，それぞれの装置がシステムとして構築され最適な状態で調整されているが，各装置をそのシステムのなかでしか使用できないシステムのこと．他社製品とは互換性がない．操作が簡便でメインテナンス時にトラブルを特定しやすいといった利点があるが，加工材料や修復形態の自由度が限られる．

## 3. CAD/CAMシステムの利点と欠点

### 1）利　点
① 製作工程の簡素化
② 製作時間の短縮化
③ 多種類の素材に対応可能
④ 均一で高品質な補綴装置の提供
⑤ 情報の保存・伝達が可能
⑥ 作業環境の改善
⑦ トレーサビリティの確保

### 2）欠　点
① 初期投資が高額
② 術者のトレーニングのための時間と経費が必要

## B CADの種類

ここでは「スキャナー」と「CADソフト」を含めて「CAD」とする．

## 1. スキャナーの種類

### 1）模型用スキャナー（間接法）
測定対象物が歯列模型に限定され，高い精度が求められるため，被測定物を固定するのが一般的である．

#### （1）接触式スキャナー
タッチプローブを直接計測対象物に接触させて座標を測定するスキャン方式．

#### （2）非接触式スキャナー
レーザー光やLEDなどの光を計測対象物に投影し反射光を捉えることによって測定するスキャン方式．照射する光の種類によって以下の2つに分けられる．

- **レーザー光投影法**：測定対象物にレーザー光を照射して，反射光から対象物との距離を測定する方法（**図10-6左**）．点状のレーザー光を照射する方法と線状のレーザー光を照射する方法とがある．
- **パターン投影法**：測定対象物に線状の縞模様の規則的なパターン光を照射し，3次元形状を付属のカメラで測定する方法（**図10-6右**）．面状に計測結果が得られ，一度に多くのデータを取得することができる．

### 2）口腔内スキャナー（直接法）
口腔内スキャナーによる光学印象採得では，患者の口腔内歯列や粘膜情

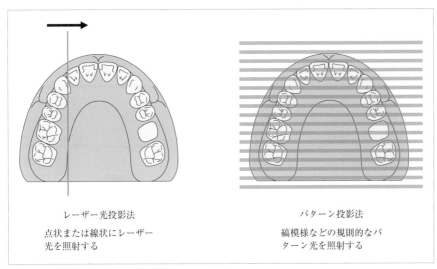

レーザー光投影法

点状または線状にレーザー
光を照射する

パターン投影法

縞模様などの規則的なパ
ターン光を照射する

**図10-6　非接触式のスキャニング方法の種類**

報を光学的に計測し，支台歯や対合歯，咬合（部分的に咬合運動）に関す
る情報が得られる．従来の間接法で用いられていた印象材や石膏模型が不
要となる．

## 2. CADソフトの種類

現在，国内で用いられているCADシステムには，Dental Designer
（3Shape），exocad（exocad社），dwos（Dentalwings社）などがある．

## C　CAMの種類

ここでは「CAMソフト」と「加工装置」を含めて「CAM」とする．
加工装置の種類は，切削加工装置と付加（積層）造形加工装置に大別さ
れる．それぞれの加工法の特徴を表10-1に示す．

## 1. 加工装置の種類

### 1）切削加工装置

切削加工の方法は，加工時の注水の有無により乾式と湿式に分けられる
（図10-7）．

- **乾式方式**：ワックス，PMMA，焼結前のジルコニアなどの軟らか
  い材料を加工する．
- **湿式方式**：セラミックスや金属などの硬い材料を加工する．

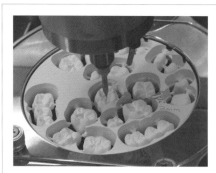

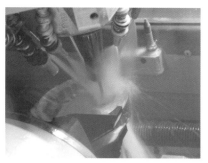

乾式方式による切削加工    湿式方式による切削加工

図10-7　乾式方式と湿式方式

### 2）付加（積層）造形加工装置

　　造形方式や加工材料によって，液槽光重合法（光造形法），材料噴射法（インクジェット法），材料押出法（溶融堆積法），結合剤噴射法，粉末床溶融結合法などの種類に分けられる．

表10-1　切削加工法と付加造形法の特徴

| 切削加工法 | 付加造形法 |
| --- | --- |
| ・1品目少数加工に適する<br>・加工時間が短い<br>・均質安定した材料を用いる<br>・高精度の加工が可能である<br>・ブロック・ディスクのサイズに影響される<br>・ミリングバーの損耗がある | ・1度に多数個の製作に適する<br>・加工時間が長い<br>・大型の装置の製作が可能である<br>・中空の装置の製作が可能である<br>・加工精度は切削加工に比べて劣る |

## 2. 材　料

　　歯科用CAD/CAMシステムで使用される材料は無機材料，金属材料，有機材料，複合材料など多岐にわたり（図10-8），材料ごとに特徴を理解し，それぞれに応じた補綴装置への適用が望まれる．

　　切削材料の形状はブロック状やディスク状，積層材料は液体や粉体，スラリーの形状を呈する．所要性質として，切削法に限れば組成的な制約がないため，以下のことが挙げられる．

**[CAD/CAM材料（切削法）の所要性質]**

　　① CAM装置に固定可能

　　② 切削・研削可能

　　③ 切削・研削工具の消耗が少ない

　　④ 切削・研削時間が短い

⑤ 切削・研削によりチッピングしない

⑥ 切削・研削後の形態修正が可能

⑦ 切削・研削の性質が均一

⑧ 切削・研削後の処理で目的の寸法・性質に変化可能

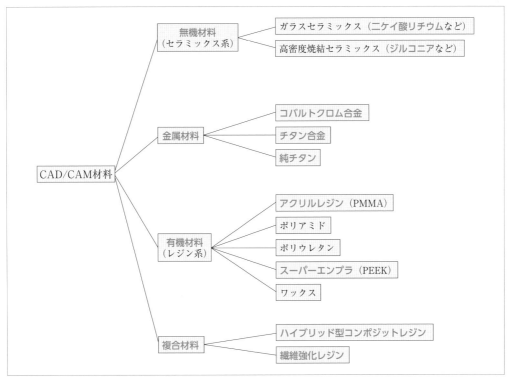

図10-8　CAD/CAM材料の分類

# 一問一答

## A 種類と特徴

**問1** CAD/CAMシステムの構成要素は

**答1** ①スキャナー
②CADソフト
③CAMソフト
④加工装置

**問2** 答1のうち，対象物を3次元計測してデータ化するのは

**答2** スキャナー

**問3** 答1のうち，コンピューター上で修復物の設計を行うのは

**答3** CADソフト

**問4** CADソフトで設計されたデータの形式は

**答4** STLファイル

> **解説** STLはStandard Triangulated Languageの略である．

**問5** 答1のうち，加工に必要なプログラムの設定を行うのは

**答5** CAMソフト

**問6** CAMソフトから加工装置に送られるデータの形式は

**答6** NCデータ

> **解説** NCはNumerical Control（数値制御）の略である．

**問7** 設定されたプログラムに従って材料を加工するのは

**答7** 加工装置

**問8** CAD/CAMシステムのうち，ソフトウェアや機器をユーザーが自由に組み合わせることができるシステムは

**答8** オープンシステム

**問9** CAD/CAMシステムのうち，ソフトウェアや機器が他社製品とは互換性がなく，決まったCAD/CAMシステムの中でしか使用できないシステムは

**答9** クローズドシステム

問 10　CAD/CAMシステムの利点は

答 10　①製作工程の 簡素化
　　　②製作時間の 短縮化
　　　③ 多種類の素材 に対応可能
　　　④ 均一で高品質 な補綴装置の提供
　　　⑤情報の 保存・伝達 が可能
　　　⑥ 作業環境 の改善
　　　⑦ トレーサビリティ の確保

問 11　CAD/CAMシステムの欠点は

答 11　①初期投資が高額
　　　②術者のトレーニングのための時
　　　　間と経費が必要

## B　CADの種類

問 12　スキャナーの種類は

答 12　①模型用スキャナー（据置型スキャ
　　　　ナー）
　　　②口腔内スキャナー

問 13　模型用スキャナーのスキャン方式の種類は

答 13　①接触式
　　　②非接触式

解説 センサーを模型に直接接触させる
方式を接触式，レーザー光などを使用し
て模型に触れずにスキャンする方式を非
接触式という．現在の歯科用のスキャ
ナーはほとんどが非接触式である．

問 14　非接触式スキャナーの測定方法は

答 14　①レーザー光投影法
　　　②パターン投影法

## C　CAMの種類

問 15　加工装置の種類は

答 15　①切削加工装置
　　　②付加（積層）造形加工装置

| | |
|---|---|
| 問 **16** 切削加工装置の加工方式は | 答 **16** ①乾式方式<br>②湿式方式 |
| | 解説 加工時の注水の有無により区別される. |
| 問 **17** 付加（積層）造形加工装置の種類は | 答 **17** ①液槽光重合法<br>②材料噴射法<br>③結合剤噴射法<br>④粉末床溶融結合法　など |
| 問 **18** 歯科用CAD/CAMシステムで使用される材料を4つに分類すると | 答 **18** ①無機材料<br>②金属材料<br>③有機材料<br>④複合材料 |
| 問 **19** 無機材料の種類は | 答 **19** ①二ケイ酸リチウム<br>②ジルコニア　など |
| 問 **20** 金属材料の種類は | 答 **20** ①コバルトクロム合金<br>②チタン合金<br>③純チタン |
| 問 **21** 有機材料の種類は | 答 **21** ①アクリルレジン（PMMA）<br>②スーパーエンプラ（PEEK）<br>③ポリウレタン　など |
| 問 **22** 複合材料の種類は | 答 **22** ①ハイブリッド型コンポジットレジン<br>②繊維強化レジン |
| | 解説 複合材料は有機材料と無機材料を組み合わせたもので，無機フィラーやガラスファイバーなどの無機材料を配合することでレジンの強度を高めている. |

# ☑ チェック項目リスト （五十音順索引）

## 歯冠修復技工学

◇参考文献一覧

1) 横塚繁雄ほか：歯科技工士教本/歯冠修復技工学1. 医歯薬出版，東京，1984.
2) 山田早苗：歯科技工士教本/歯冠修復技工学2. 医歯薬出版，東京，1984.
3) 関西地区歯科技工士学校連絡協議会：歯科技工学実習帳/歯冠修復技工学. 第3版，医歯薬出版，東京，1994.
4) 小森富夫ほか：歯冠継続架工義歯学. 1979.
5) 横塚繁雄ほか：歯科技工士教本/歯冠修復技工学-歯冠修復編. 医歯薬出版，東京，1989.
6) 玉置敏夫ほか：歯科技工士教本/歯冠修復技工学-架工義歯編. 医歯薬出版，東京，1990.
7) 和久本貞雄ほか：最新保存修復. 第2版，医歯薬出版，東京，1995.
8) 横塚繁雄ほか：歯冠修復技工学. 医歯薬出版，東京，1995.
9) 末瀬一彦ほか：新歯科技工士教本/歯冠修復技工学. 医歯薬出版，東京，2007.
10) 全国歯科技工士教育協議会編：最新歯科技工士教本　歯冠修復技工学. 医歯薬出版，東京，2017.

新・要点チェック　歯科技工士国家試験対策5　新出題基準準拠
歯冠修復技工学　　　　　　　　　　ISBN978-4-263-43085-9

2020年6月10日　第1版第1刷発行
2023年1月20日　第1版第2刷発行

編　者　関　西　北　陸　地　区
　　　　歯科技工士学校連絡協議会
発行者　白　　石　　泰　　夫
発行所　医歯薬出版株式会社
〒113-8612 東京都文京区本駒込 1-7-10
TEL. (03)5395-7638(編集)・7630(販売)
FAX. (03)5395-7639(編集)・7633(販売)
https://www.ishiyaku.co.jp/
郵便振替番号　00190-5-13816

印刷・三報社印刷／製本・皆川製本所

乱丁, 落丁の際はお取り替えいたします